国家癌症中心肿瘤专家答疑丛书



# 应对肺癌专家谈

YINGDUIFEIAI ZHUANJIATAN

王子平　主编

中国协和医科大学出版社

**图书在版编目（CIP）数据**

应对肺癌专家谈／王子平主编．—北京：中国协和医科大学出版社，2013.10

（国家癌症中心肿瘤专家答疑丛书）

ISBN 978-7-81136-923-6

Ⅰ．①应…　Ⅱ．①王…　Ⅲ．①肺癌-诊疗　Ⅳ．①R734.2

中国版本图书馆 CIP 数据核字（2013）第 178052 号

国家癌症中心肿瘤专家答疑丛书

**应对肺癌专家谈**

**主　　编：** 王子平
**责任编辑：** 吴桂梅

**出版发行：中国协和医科大学出版社**
（北京东单三条九号　邮编 100730　电话 65260378）
**网　　址：** www.pumcp.com
**经　　销：** 新华书店总店北京发行所
**印　　刷：** 北京佳艺恒彩印刷有限公司

**开　　本：710×1000　　1/16 开**
**印　　张：15.5**
**字　　数：180千字**
**版　　次：2014 年 4 月第一版　　　2015 年 11 月第三次印刷**
**定　　价：29.80 元**

ISBN 978-7-81136-923-6

国家癌症中心肿瘤专家答疑丛书

# 编辑委员会

国家癌症中心肿瘤专家答疑丛书

# 应对肺癌专家谈


**主　编：**王子平

**副主编：**吴　宁　赵　俊　惠州光

**编　者（按姓氏笔画排序）：**

王　力　王　铸　王　铸　王　燕　王子平
王建卫　王珊珊　王海燕　王懋杰　车铁群
丛明华　叶霈智　田爱平　乔友林　刘　炬
刘　敏　刘　鹏　刘跃平　吕　宁　孙　莉
朱　宇　毕新刚　许潇天　闫　东　齐　军
吴　宁　吴秀红　吴宗勇　吴晓明　张　翰
张海增　张燕文　李　宁　李　槐　李树婷
李峻岭　李彩云　李喜莹　杨宏丽　周冬燕
易俊林　林冬梅　郑　蓉　姚利琴　姚雪松
宣立学　赵　俊　赵方辉　赵方辉　赵东兵
赵京文　赵国华　维　齐　赵燕风　唐　威
徐　波　徐志坚　耿敬芝　袁正光　高　佳
黄　遥　黄初林　黄晓东　彭　涛　惠州光
董莹莹　董雅倩　蒋顺玲　韩彬彬　魏葆珺

# 序

近些年来，随着我国的城镇化和人口老龄化不断加快，“癌症”这个词汇越来越频繁地出现在各种媒体，成为大众关注的话题。据统计，从世界范围来看，癌症发病率约以年均3%左右的速度递增，现已成为人类第一位死因。《2012中国肿瘤登记年报》统计，我国每年新发癌症病例350万，约250万人被癌症夺去生命。今后10年，中国的癌症发病率与死亡率仍将继续攀升。癌症耗费了大量的卫生资源，给整个社会造成了巨大的压力，也给癌症患者和家庭带来了身体上和精神上的痛苦以及沉重的经济负担。由于大多数晚期癌症疗效欠佳，所费不菲，这使得大众误以为所有的癌症都难以治愈且代价高昂，由此对癌症产生了恐惧心理。然而事实上并非如此，国际抗癌联盟（UICC）2010年发表的研究结果，1/3的癌症是可以预防的，1/3的癌症是可以治愈的。如果能做到积极预防、及早发现、规范治疗，大多数癌症是有希望治好的。

在这场人类与癌症之间展开的没有硝烟的战斗中，仅仅凭借医务人员的努力是远远不够的。作为抗击癌症的主力军，医务人员不仅需要在治疗病患方面尽心竭力，还要将正确的抗癌知识通过各种形式的科普宣传与社会各界所有关心抗癌事业的人士分享，让更多的人正确的认识癌症。要将全社会各个层面的医疗活动的参与者都吸引到这个抗击癌症的队伍中来，政府、社会、防治机构、医务人员、研究人员、患者和家属，以及各界的热心人士携手并肩，汇聚力量，共同抗击癌症。

中国医学科学院肿瘤医院作为国家癌症中心的依托机构，拥有专业的医疗团队和先进的医疗水平，在肿瘤预防、肿瘤研究、早诊早治、多学科综合治疗等领域都做了大量的工作，取得了很多成绩。中国医学科学院肿瘤医院很早就认识到肿瘤防治需要社会的广泛参与，认识到防癌科普宣传的重要意义，长期以来不遗余力的通过报纸、电视、出版物、公益活动等多种形式普及癌症的防治知识。《国家癌症中心肿瘤专家答疑丛书》就是中国医学科学院肿瘤医院的名医专家们为大众奉献的一部内容新颖、形式生动的防癌科普丛书。

这部科普丛书涵盖了常见的18个癌种，通俗易懂、图文并茂，从癌症预防、研究到临床等多个不同角度深入浅出地解析肿瘤防治知识。充分体现了作者们传播健康生活方式、倡导正确防癌治癌的理念。希望广大读者能从中受益，拥有更加健康、更高质量的生活，享受更加美好的明天。

中国科学院院士

中国医学科学院肿瘤医院院长

2013年12月

# 前　言

从全球发达国家癌症的发病规律中，我们看到癌症的发病率在一定阶段随经济的快速发展而呈增长趋势。在社会、人们给予普遍重视并采取相应措施之后，发病状况将逐渐趋缓。人类在攻克癌症的科学探索中取得的每一点进步，都将对降低癌症的发病率、提高癌症的治愈率起到不可低估的作用。我国目前正处在癌症的高发阶段，我们常常听到、看到以及周围的同事、亲友都有癌症发生，癌症离我们越来越近，癌症就在我们身边。癌症究竟是怎么回事，怎样才能减少患癌症的风险，得了癌症怎么办……，这些都是癌症患者、家属乃至大众问得最多的问题。为了帮助大家解除疑惑，了解更多相关知识，在癌症的治疗、康复和预防上给予专业性的指导，我们编写了这套丛书，希望能够协助患者、家属正确面对癌症，以科学的态度勇敢地与医务工作者共同战胜疾病。

《国家癌症中心肿瘤专家答疑丛书》（以下简称《丛书》）包括肺癌、胃癌、结直肠癌、肝癌、食管癌、膀胱癌、胰腺癌、淋巴瘤、肾癌、乳腺癌、宫颈癌、卵巢癌、鼻咽癌、下咽癌、喉癌、甲状腺癌、脑瘤、骨与软组织肿瘤等 18 种常见癌症，分为 18 个分册，方便读者选用。《丛书》以癌症的诊断、治疗、预防和康复为主线，介绍了癌症的临床表现、诊断、治疗方法、复查、预防与查体、心理调节以及认识癌症、病因的探究、如何就诊等相关内容。书后附有治疗癌症的案例供读者参考。书中内容均为当前在癌症预防、诊断、治疗、科研中的最新成果。例如，对一些癌症目前正在探索中的方法进行了客观的介绍；对于癌症的发生原因，也尽量将复杂的专业问题以简洁的语言呈现给读者。书中的观点、方法均以科学研究与临床实践为依据，严谨准确，坚决杜绝用伪科学引导、误导读者，帮助患者适时的选择治疗方法正确就医、康复。《丛书》中应读者需要还纳入了有关营养饮食、心理调节内容，在癌症的治疗康复中扩大了医疗之外的视野，提示患者和家属应更加关注合理的饮食和心理调节的重要性。为了更加贴近患者和家属，《丛书》采取了问答形式，读者找到问题便可以得到答案，方便读者使用。书后的“名家谈肿瘤”，是本书的另一特色，这些权威实用的科普内容，是专家们多年科学研究的成果和临床诊疗经验的总结，是奉献给读者的科普精粹。

《丛书》各册的主编都是长期工作在临床一线的医生，参加《丛书》撰写的作者都是活跃在本专业领域的中青年专家、业务骨干。部分资深专家也加入到编者行列，为了帮助癌症患者，普及科学知识，大家聚集在一起，在繁忙的临床科研教学工作中挤出时间撰写书稿。有的分册在编写前还向患者征集问题或将初稿送患者阅读修改。每本分册都是专家与读者的真诚对话，真心交流，字里行间流露出专家对读者的一片热忱、一份爱心。《丛书》的编写覆盖了肿瘤内科、外科、麻醉、诊断、放疗、病理、检验、药理、营养、护理、肿瘤病因、免疫、流行病学等肿瘤临床、肿瘤基础领域的专业知识，参编专家 100 余人。有些专家特为本书撰写的稿件已经可以自成一册，因为篇幅所限，只摘取了其中少部分内容。大家都有一个共同的心愿：为读者提供最好的读物。我们邀请肿瘤知名专家陆士新、孙燕、程书钧、黄国俊、屠规益、殷蔚伯、储大同、唐平章、赵平为《丛书》撰稿，他们都欣然同意，在百忙中很快将稿件完成。《丛书》是参与编辑人员集体的奉献。在书稿的编写出版过程中还有很多令人感动的故事，点点滴滴都体现了专家们从事医学科学的职业追求和职业品格，令人敬佩，值得学习。在此，对参加《丛书》撰写的专家、学者及所有人员表示衷心的感谢！还要特别感谢原中国科普研究所所长袁正光教授，从另一角度补上了癌症患者应如何对待死亡一页，为我们能够正视死亡、坦然面对死亡揭开了一层面纱。策划编辑张平同志，在18本《丛书》的组稿、修改、协调、联络全过程中发挥了中心作用，做出了重要贡献，在此对她表示感谢！

《丛书》作为科普读物还存在着许多不足，由于专家们希望为读者提供更多的专业知识，书中的内容、用语仍然偏专业些，为此在每册书的最后都列出了一些专业名词解释，有助于读者进一步学习相关专业知识，提高科学认知。

最后，希望《丛书》能够给予读者更多的帮助。患者在这里可以找到攻克癌症的同盟军，我们将共同努力，为战胜疾病、恢复健康而奋斗。作为科普读物，本书还有诸多不足，请广大读者给予指正。

董碧莎

丛书主编

国家癌症中心副主任

中国医学科学院肿瘤医院党委书记

2013年10月1日于北京

# 目录

## 一、临床表现篇



## 二、诊断篇

## 三、治疗篇

## 四、康复与预后篇

## 五、心理调节篇



## 六、预防篇



## 七、认识肺癌篇

## 八、 肿瘤病因的探究篇

## 九、就诊篇



## 十、典型病例



## 十一、名家谈肿瘤



## 十二、名词解释

# 一、临床表现篇

## 1. 什么是临床表现？

临床表现是指患者得了某种疾病后身体发生的一系列异常变化。临床表现包括症状和体征。所谓症状就是指患者主观感觉身体不适或异常，如头痛、乏力、吞咽困难等；而体征则是指由医生通过视诊、**触诊**、**听诊**查到的客观异常表现，如**听诊**时听到的心脏杂音，**触诊**时触到的肝、脾肿大，或摸到肿块等。

因疾病的不同，每位患者的症状和体征也不尽相同。同样是肺癌，有的患者咳嗽明显，偶有咯血、体重减轻等，而有的患者却没有明显的症状，只是在查体时发现疾病。不能认为没有咳嗽、咯血等症状就否认疾病。

## 2. 最近感觉食欲差、体重减轻，是不是患癌症了？

食欲差与体重减轻是比较常见的普通临床表现，许多疾病都可以有这些症状，并无特异性，更多见的是非肿瘤性疾病所导致。在天气炎热、情绪不好、食物不对口味时常会导致食欲差，经过适当的调节，通常在短时间内会得到改善。一些常见疾病，如感冒、慢性胃炎、病毒性肝炎也可表现出食欲差。当然，这些疾病在出现食欲差的同时，往往会伴有相对特征性的临床表现，如感冒时的鼻塞、流鼻涕；慢性胃炎时伴有的胃胀、胃痛；肝炎时伴有的皮肤颜色变黄（即黄疸）等。食欲差、进食量少，吃进去的食物能量满足不了机体的需要，体重自然会减轻。当然，恶性肿瘤晚期患者也会出现这样的症状，但这并不是肿瘤患者的特有症状。无论什么原因引起的均应该到医院看病，在医生的指导下进行必要的检查，以确定病因，并及时治疗。

## 3. 肺癌患者有哪些常见症状、体征？

肺癌的症状多种多样，但没有一种症状是肺癌所特有的，其他的急、慢性肺部疾病都可以有相似的表现；大约还有 1/3 的肺癌没有症状，是在常规体检或因其他疾患检查时被发现的。

肺癌的症状、体征大体上可以有以下四类：

（1）肺部相关的症状：包括慢性咳嗽、痰中带血或咯血、呼吸困难、反复发作的支气管炎或肺炎、胸痛、声音嘶哑等。

（2）肺癌引起的代谢及免疫功能紊乱：如手指和脚趾末端肥大，像鼓槌的头一样，发生在手指称为杵状指，发生在脚趾就叫杵状趾。有些患者由于出现某些激素水平的升高，而出现莫名其妙的低血钠、高血糖等；少数患者还可以出现肌肉无力、四肢不听使唤的症状，行走时尤其明显。

（3）肺癌转移引起的相关症状：如骨转移引起的疼痛，脑转移出现的头痛、头晕等。

（4）与肿瘤进展相关的症状：如明显消瘦、乏力、轻到中度的发热等。

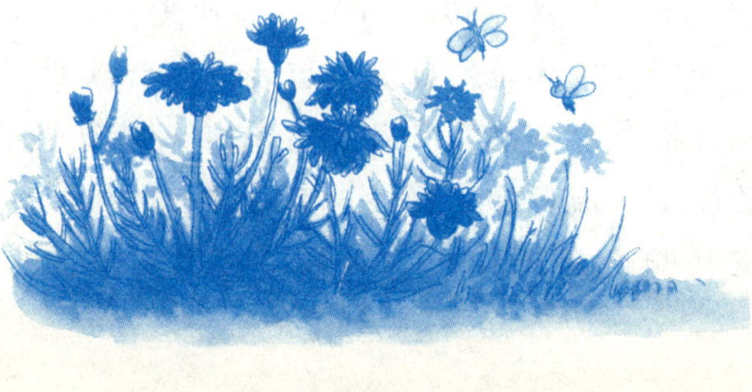

## 4. 患者的临床表现与书上所描述的不一样，是不是医生误诊了？

经常有患者或家属问及他们的症状与书本上写的不太一样，或没有症状，因此认为医生给他们诊断为肺癌是误诊了，拿着书与医生做的诊断比较，挑毛病。事情真是这样的吗？问题真会那么简单吗？

首先，让我们看一下书里写的是什么，书里写的是对这种疾病的诊断、治疗、**预后**的知识，是作者写书时对疾病的认识。书中描述的是大多数患者的症状和体征，不可能包括所有患者的所有表现。临床上有些人表现为这样，而其他患者表现为那样，每个患者表现都有所不同，众多的症状又不可能在一个患者身上全都表现出来，这就是疾病的复杂性。

另外，随着诊断技术的发展，在常规体检中就可以诊断出肺癌。这时患者根本就没有症状，这就是早期发现、早期诊断的优势。这些早期诊断的肺癌患者因此而获得更多的治疗机会，生存时间会更长。

所以，不应拿着书去比对患者的表现，因为现实中没有人不折不扣地按照书上的描述去得病，也不符合逻辑。有疑惑时应该向医务人员咨询，而不应怀疑一切。

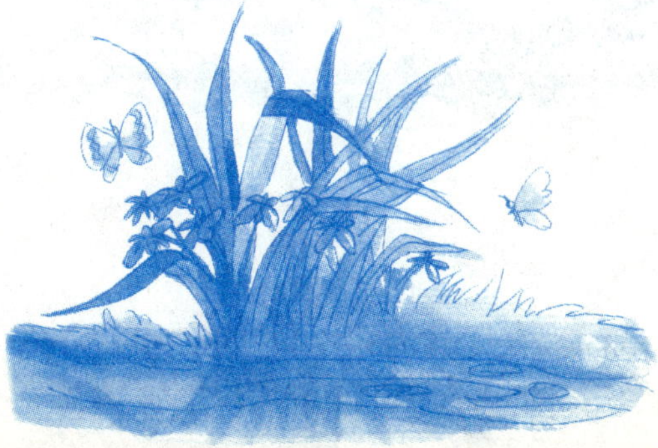

## 5. 什么是副癌综合征?

副癌综合征是指有的肿瘤患者在病程中会出现和肿瘤伴行的症状和体征，表现在胸部原发肿瘤以外，在发现肺癌前后都可能出现。有些肺癌患者可出现**电解质紊乱**、血糖升高、血压上升、骨关节肥大、杵状指、皮肤色素沉着，或是甲状腺功能亢进、男性乳房发育、甚至**溢乳**等内分泌失调症状。如果能注意到了这些异常情况，就有可能成为早期诊断的线索，从而提高治愈率；有时这些肺部外的表现对患者的危害较肿瘤本身更加明显，需要特别关注。当肿瘤的治疗有效，这些症状也能明显减轻甚至消失，如果再次出现，就有可能提示肿瘤复发，这在一定程度上有利于监测肿瘤复发，了解这些知识将有助于对肿瘤患者的诊治，以免被假象所迷惑，贻误治疗时机。所以，当肿瘤患者出现了难以解释的内分泌紊乱时，则要警惕副癌综合征，做到心中有数。

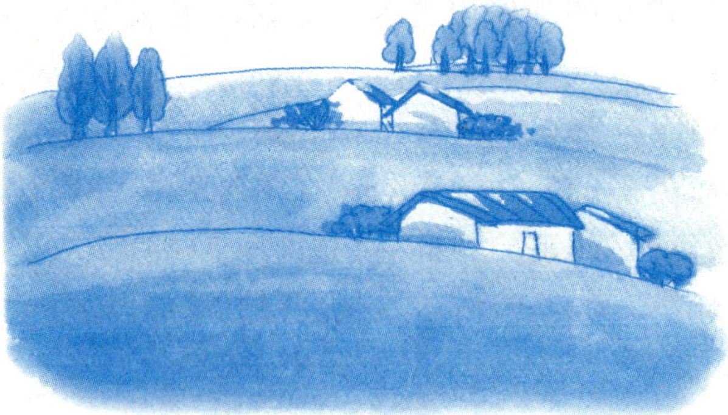

# 二、诊 断 篇

## （一）临床诊断

### 6. 临床如何诊断肺癌?

肺癌要依靠患者临床表现、客观检查结果、医生逻辑分析后才能最后诊断。

肺癌的症状与肺内原发病灶相关，也与转移灶及癌组织产生的一系列物质相关。随着生活水平的提高，很多人是在健康查体时被诊断的，这时患者可能没有任何症状。客观的检查包括影像学检查、实验室检查、组织病理学检查等。组织病理学诊断是诊断肺癌的金标准，也就是说在显微镜下发现癌细胞后诊断就肯定了，但有时会受各种因素的影响，病理学检查需要很长时间；患者临床症状会给医生诊断提供重要的依据；影像学检查会帮助检查肿瘤局部侵犯程度、淋巴结及远处转移；实验室检查可以帮助医生诊断，检测肿瘤发展及复发。

可以将组织病理学检查看成是“定性检查”，而将临床症状、影像学等检查看成是“定量检查”。结合定性及定量资料，再经过临床医生的逻辑判断后就可以正确诊断肺癌。

临床诊断肺癌需要客观的检查和医生的逻辑判断，决不能靠拍脑门，更不要逼医生仅仅靠经验就草率地做出诊断。

## 7. 为什么早期肺癌的诊断很困难？

早期肺癌诊断困难的原因主要有以下四个方面：

（1）大约有1/3的肺癌是在常规体检或因其他疾患检查时被发现的，并且发现时有部分患者并不是早期了。有些早期患者没有症状，尤其是长在肺周边的肿瘤。

（2）肺癌的症状多种多样，没有一种症状是肺癌所特有的，容易被其他的急、慢性肺部疾病所掩盖。

（3）目前医学上还没有简便易行的敏感性和特异性很高的**筛查**方法，例如像人们希望的查几滴血就能判断是否患有肿瘤。

（4）人们的健康体检意识还有待提高。目前还有人以不去医院、不做定期查体为荣。

为了早期发现疾病，作者建议40岁以上，尤其是吸烟、有慢性肺病、或因职业原因接触化工原料或矿物质等有害物质的人，每年应该做体检。

# （二）病理诊断

## 8. 肺癌患者的组织细胞学诊断方法有哪些？

肺癌的组织细胞诊断方法包括：痰细胞学检查、经皮肤肺穿刺细胞学检查及**活检**、纤维支气管镜**活检**、开胸探查冷冻切片病理快速诊断以及胸腔积液（胸水）细胞学检查。

## 9. 什么是痰细胞学检查？

痰细胞学检查就是检查痰中是否有癌细胞。患者和患者家属应特别注意痰的采集方法，最好采集早晨起床后的第一口痰。如果可能，咳痰前应刷牙、漱口，以免痰液被食物残渣和细菌污染。咳痰的方法也很重要，患者应深呼吸后用力咳，重复几次，咳出肺深部的痰液，留取1～2ml置于盒内送检。连查3天以上可以提高阳性率。肺癌患者痰液中发现癌细胞的可能性为30%～60%。

## 10. 是否所有肺癌患者都需要病理学诊断？

不论哪种类型肺癌，在影像学上都常常共同表现为肺部球形结节或肿块。但组织学类型对于下一步治疗所要采取的措施至关重要，因为这将决定下一步如何为患者治疗。比如要知道患者是小细胞癌还是非小细胞肺癌，只能通过病理组织细胞学检查来解决，肉眼看影像诊断片子是看不出病理学类型的！

## 11. 什么是肺癌？原发于肺的恶性肿瘤都有哪些病理类型？

肺癌是从气管、支气管的上皮发生的一类恶性肿瘤。

肺的恶性肿瘤包括肺的上皮组织、间叶组织及淋巴组织等发生的各种恶性肿瘤。

（1）恶性上皮性肿瘤：即我们熟知的肺癌，根据其组织发生及分化表型，肺癌的组织学类型包括：

1）来自支气管表面上皮的癌：鳞状细胞癌、腺癌、腺鳞癌及大细胞癌。

2）来自细支气管肺泡上皮的癌：细支气管肺泡癌。

3）来自神经内分泌细胞的癌：即神经内分泌癌，包括类癌、不典型类癌、小细胞癌及大细胞神经内分泌癌等。

4）来自支气管腺体的癌：唾液腺型癌，包括腺样囊性癌、黏液表皮样癌及上皮-肌上皮癌等。

5）其他：具有两种以上分化特征的癌，包括癌肉瘤及肺母细胞瘤等。

（2）恶性间叶性肿瘤：间叶组织在体内广泛分布，具有连接、支持、营养及保护等多种功能，包括纤维、脂肪、血管及淋巴管、平滑肌、横纹肌、骨及软骨组织等。由它们起源的恶性肿瘤均可在肺内发生，但较少见，包括血管肉瘤、滑膜肉瘤、平滑肌肉瘤、横纹肌肉瘤以及更为罕见的纤维肉瘤、脂肪肉瘤、骨肉瘤及软骨肉瘤等。

（3）淋巴组织起源的恶性肿瘤：原发于肺内的淋巴组织源性的恶性肿瘤较少见，常见的发生于肺的恶性淋巴瘤，包括黏膜相关淋巴组织型边缘区 B 细胞淋巴瘤和肺原发性弥漫性大 B 细胞淋巴瘤等。

## 12. 怎样才能看懂免疫组化结果？

**免疫组化**主要用于肺癌的诊断、分型、与其他类型肿瘤的鉴别，以及指导临床对某些靶向治疗药物、适用病例的筛选等。比如肺低分化鳞状细胞癌与低分化腺癌、肺低分化鳞状细胞癌与小细胞癌的鉴别，这对下一步的综合治疗措施至关重要。比如，如果经过**免疫组化**确定是腺癌，使用含培美曲塞的化疗就较含有吉西他滨的化疗方案更加出色；如果**免疫组化**发现是小细胞肺癌，那么主要治疗方法就是化疗联合放疗，治疗策略与低分化鳞状细胞癌完全不同，化疗方案也不一样。**免疫组化**染色对于诊断肺内病灶是原发还是转移也有重要作用，如果考虑肺部的肿瘤是转移病灶，那就还得寻找原发灶，并根据原发部位的肿瘤特征采取相应的治疗方法。但是免疫组织化学染色也有其局限性，主要表现在技术和解释两个方面：一个没有经过恰当处理的组织标本无法保证检测结果的准确性；**免疫组化**染色的正确解释对于正确诊断至关重要。大多数情况下，多做一些**免疫组化**指标的检测比单一**免疫组化**更有用，比如在鉴别肺内的腺癌为肺原发还是从肠道肿瘤转移而来，会同时选用肺腺癌相对特异的抗体 CK7、TTF-1、NapsinA 以及肠道相对特异的抗体 CK20、CDX2 等来检测，作为旁证以便得出更准确的诊断。**免疫组化**结果的判读，必须基于组织形态学的判断。

## （三）影像诊断

### 13. 对肺癌患者进行影像检查的目的是什么？

对肺癌患者进行影像检查的目的有三个：一是确定诊断或排除诊断；二是治疗前全面评估，主要是判断能否手术切除；三是治疗后随诊。此外，随着功能影像和**分子影像学**的进步，影像检查在**预后**评价方面也将起到一定的作用。

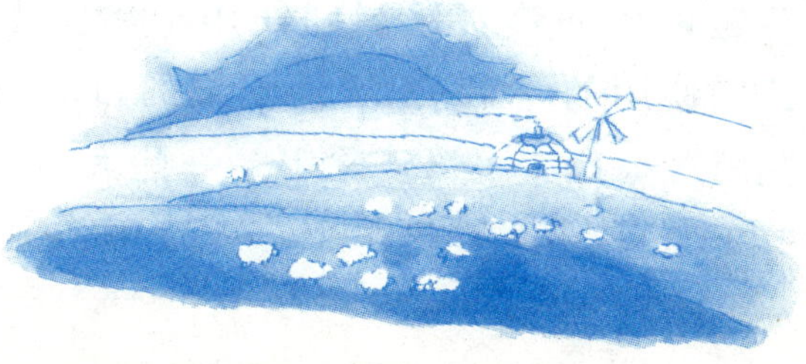

## 14. 影像学检查诊断肺癌的方法有哪些?

肺癌影像诊断离不开 X 线检查，我们常说的胸部透视、胸部 X 摄片、CT 都是利用 X 线穿过人体，人体不同结构对 X 线的吸收程度不同这样的特性来成像的。我们所看到 X 线胶片相当于照片的底片，胸部的肋骨密度高，对 X 线吸收多，照片上呈白影；肺部含气体密度低，X 线吸收少，照片上呈黑影。目前，传统的胶片已经逐渐被数字化摄片取代，就像传统相机被数码相机取代原理是一样的，称之为直接数字化 X 射线摄影系统（DR）。CT 图像是经过计算机处理后的断层图像，每个断层图像中的点（像素）都相当于人体这个断层中的一条组织，断层越厚，这个组织条越厚，图像越不精细，并且容易漏掉小病变。一般日常工作中最好选择 5mm 厚度，对于一些细微结构和微小病变的观察，需要 1mm 左右厚度。

胸部透视 X 线辐射剂量大，对比度差，现已基本不用。胸部拍片简便、快捷，X 线辐射剂量低，是第一步要做的检查。拍摄正、侧位两张胸片，可以发现 90% 以上肺癌。对于一些特殊部位的病变（如位于心脏后、脊柱旁或肺尖部位的肿瘤）、较小的肿瘤、密度较低的肿瘤（例如磨玻璃结节），胸片有时就无能为力了，需要做 CT 进一步检查。**CT 检查分为普通扫描（平扫）和增强扫描，是肺癌影像检查最重要的方法。**增强扫描是静脉内注射含碘的药物（一般为 100ml）后再行扫描，这种药物称作碘对比剂，现在普遍使用的碘对比剂副作用很少，比较安全（后面有关于碘对比剂使用的介绍）。增强扫描的目的是进一步诊断和鉴别诊断，判断肿瘤是否可以切除等。一些大的三甲医院一般将薄层增强 CT 和 CT 多平面重建作为常规应用，CT 多平面重建可以从多个角度观察病变，诊断和评估会更准确。

不少读者认为磁共振（MRI）是比CT更高端的检查方法，MRI比CT更好，这种观点是不正确的。磁共振（MRI）和CT在不同部位的检查中各具优势。MRI对支气管和肺这些含气组织显示较差，肺癌影像诊断中一般不常规使用MRI，但MRI可以在肺癌的全面评估中发挥重要作用，例如脑、骨转移的评估等。

影像诊断有其局限性，大部分患者经过CT检查后即可做出明确影像诊断，少部分患者需要进一步检查，例如PET-CT（后面有详细介绍）。经过多项影像检查后，仍可能会有少数患者诊断不明确，这时候需要结合其他检查例如纤维支气管镜、痰细胞学、胸水细胞学、血清肿瘤相关标记物等，有时还会用到CT导引下穿刺**活检**、纵隔镜检查、胸腔镜或开胸**活检**等有创的检查。

## 15. 有早期发现肺癌的方法吗？

说到肺癌，一些影视作品中经常见到的如男女主角们拿手帕捂嘴，咳嗽几声，咳出血来，我们也知道这是经过艺术加工而来的。在临床上，如果患者出现咳嗽、痰中带血甚至骨痛、头痛等症状，那就意味着多数患者已经失去手术治疗的机会，即已到晚期。此时治疗效果差，生活质量低，且生存期较短。如果能够早期发现肺癌，就能够及时进行手术切除，提高生存率。因此如何早期发现肺癌，是现在国内外肺癌研究的热点。

目前能够发现早期癌症的唯一途径就是进行防癌体检，而对于肺癌来说，早期发现的方法有胸部X线片和胸部CT检查。大家知道胸部X线片简单、经济，只用一张正位片、一张侧位片即可观察整个胸部，包括肺、纵隔、心脏（大小及形态）等内容，因此目前国内大多数单位体检使用胸部X线片。但我们也可以想象，单凭胸片一张正位和一张侧位片进行二维空间的观察很容易漏诊，比如说心脏后方、与脊柱重叠处等位置，几乎所有隐藏在这些地方的较小的病灶都会被漏诊，另外较小或者密度较淡的肺癌往往很难在胸片发现，这些都是是胸部X线片的缺陷。20世纪70年代国外所做的权威研究已经证实胸片**筛查**不能降低肺癌的死亡率。解决的方法就是将观察的图像由前后或者左右重叠变为无重叠的断层，即胸部CT检查。胸部CT能够对人身体进行"断层解剖"。现在国内外使用的容积CT这样的新仪器，使得CT机可以将受检者所形成的断层图像每一层之间的间隙无限缩小，甚至能够有一定的重叠，这就使诊断医生能够对整个人体进行"无缝隙"的观察。于是，无论是躲藏在肺部哪里的病变，大都能够被诊断医生发现，可以减少漏诊。而且，目前使用的CT仪器一般都会配有后处理工作站，对扫描的图像进行后处理，比如自动标记病灶以辅助诊断医生最大程度避免漏诊；自动计算病灶在三维空间的大小及体积，为日后复查时比较肺结节大小有无变化提供参考依据；另外，甚至还能够测算肺的体积、初步评估肺功能等。CT检查优点很多，但弊端也很突出，比如产生出的放射线对人体器官，特别是腺体组织，如甲状腺、乳腺和性腺等有一定的**辐射损伤**。针对于此，"低剂量螺旋CT"应运而生。

另外，目前国内一些大型医院还为一些有经济能力的健康人群提供"PET-CT"，也就是一次性全身扫描进行早期癌症（包括肺癌）**筛查**，这样不仅能了解肺部病变在形态学甚至代谢的情况，提高诊断的准确率，而且还能了解全身其他器官，如肺门及纵隔淋巴结、肾上腺、骨、肝脏等肺癌容易转移地方的病变情况。"PET-CT"全身扫描**筛查**的缺点是价格贵、辐射剂量相对较大。建议健康查体的人有选择地使用，例如有癌症**高危因素**和（或）者家族史的人、查体中发现肿瘤标志物增高等，可以在咨询肿瘤专科医师后决定是否采用 PET-CT 检查。

## 16. 为什么使用低剂量螺旋 CT 筛查肺癌?

胸部 CT 可以看见很多存在于胸片“隐蔽处”以及较小不易被胸片发现的病变，但同时也带来了放射剂量偏高的问题。怎么能够既运用了 CT 的人体断面解剖的成像技术，又能够降低辐射剂量呢？根据肺含气体的特点，放射诊断学专家在不影响观察肺内病变的情况下，摸索出了低剂量螺旋 CT **筛查**肺癌的扫描方案，并逐步在全球广泛应用。胸部低剂量螺旋 CT 体现出了两个特点：一是剂量较低，辐射剂量是常规剂量的 1/8~1/6；二是与传统扫描方式比较，螺旋 CT 扫描技术优点在于扫描速度快、不易漏诊等。

胸部低剂量螺旋 CT 扫描可同时检出其他病变（如肺气肿、间质性肺病变、冠状动脉钙化、纵隔肿瘤等），为临床及时提供重要信息，提醒受检者及早就医。

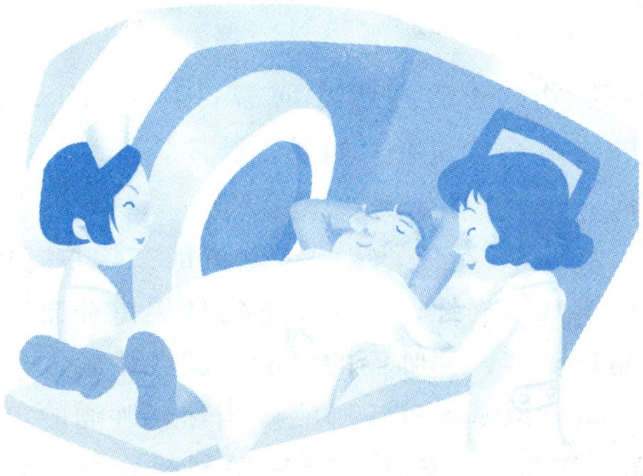

## 17. 什么是 PET-CT 检查?

在考虑进行 PET-CT 检查之前，我们先来简单介绍一下 PET。PET 的全称是“正电子发射计算机断层扫描”，它通过反映组织的代谢水平来达到诊断的目的。举例来说，肿瘤组织的代谢水平通常比正常组织要高，PET 就能够发现这种差别，从而把肿瘤组织与正常组织区分开来。但是 PET 的一大问题是图像比较模糊，有时候发现了病变，却不能确定病变的具体位置。而 PET-CT 则将 PET 和 CT 有机地结合在一起，在融合图像上同时显示病灶的代谢变化、解剖位置和形态结构，明显提高了诊断的准确性。

## 18. 肺癌患者为什么要做 PET-CT 检查？什么时候要考虑做 PET-CT 检查?

那么肺部肿物/肺癌患者什么时候要考虑进行 PET-CT 检查呢？这个问题可以分成三个时间段分别考虑，即治疗前、治疗中和治疗后。

（1）肺部肿物的患者在治疗前需要解决两个问题：诊断和分期。肺部肿物是不是肺癌；如果是肺癌，那么患者在医学上的分期情况如何。

对于诊断，PET-CT 有一定的帮助。前文说过，PET-CT 能够从代谢的角度来观察病灶，为病灶的定性提供补充信息。如果肺部肿物的代谢比较高，那肺癌的可能性就会比较大；如果发现了远处转移，那就可以基本确诊肺癌。当然，肿瘤的定性诊断并不像 1+1=2 那么简单，临床医生会根据各种检查的结果进行综合考虑。

对于分期，PET-CT 则有着比较独到的作用。比如，存在锁骨上淋巴结转移的肺癌患者是不推荐进行手术，PET-CT 比其他一些影像学检查更容易发现锁骨上淋巴结转移；再比如，准备进行放疗的肺癌患者需要准确地评估病灶和转移的情况，而 PET-CT 就能够相对准确地勾画出病变的范围，或者发现比较隐蔽的转移病灶。准确的分期直接关系到肺癌患者治疗方式的选择，能够帮助患者更好地进行个体化的治疗。

（2）肺癌患者在治疗中也可以进行 PET-CT 检查吗？是的，这一条主要是针对化疗和靶向药物治疗的患者。我们知道，抗肿瘤药物并不一定对每一位肺癌患者都有效，但是具体效果需要一定的时间来观察才能作出判断。尽早发现药物无效，就能为更换治疗方案争取更多的时间。例如在化疗开始前和化疗进行 2 个周期后各进行一次 PET-CT 检查，并比较两次的结果，可能有助于尽早判断化疗是否有效。目前这方面的应用仍处在研究阶段。

（3）肺癌患者在治疗结束后仍然需要关注两点，一是治疗（尤其是化疗）效果怎么样，二是有没有复发或者出现新的转移。如果化疗结束后肿瘤组织没有被完全消灭，在 PET-CT 图像上就会有相应的表现（代谢高），临床医生会根据具体情况给出下一步处理意见。另外，肺癌患者治疗结束后需要进行终身**随访**，因为很难预测肿瘤会不会复发、转移。PET-CT 作为一项全身性的检查，有助于早期发现复发或转移病灶，可以用来进行定期复查。

总之，PET-CT 检查在肺部肿物/肺癌患者治疗前、治疗中和治疗后都能起到积极的作用。由于这项检查比较复杂且相对收费高，患者需要向临床医生详细咨询，进行综合考虑之后再作决定。运用得当，PET-CT 这项先进的检查技术能够帮助肺癌患者获得更好的治疗效果。

## 19. 如何看待术前影像学对淋巴结转移判断的应用价值？

要回答这个问题，要从以下三个方面来分析：

（1）影像学检查方法：随着技术的发展、进步，越来越多的影像学检查新技术应用于临床，现在可供我们选择的影像学检查技术多种多样，但是却有着不同的优缺点，没有哪一种检查技术能够满足所有的临床需要。例如胸部透视、常规 X 线胸片虽然可以发现一小部分纵隔、肺门淋巴结转移，但是大部分的淋巴结转移是不能在胸片上显示的；再如腹部平片和消化道造影检查几乎不能发现任何淋巴结转移，这些影像学检查结果提示没有淋巴结转移，不一定真的没有。而超声、CT、磁共振（MRI）和 PET-CT 等断层影像学检查技术对淋巴结是否转移的判断比较准确。其中超声对浅表淋巴结（即我们可见触及的颈部、腋窝等淋巴结）诊断准确率较高，对深部（如腹腔、腹膜后）淋巴结诊断准确率较低，对胸部（纵隔及肺门）淋巴结无能为力。同时 CT 平扫也会将一些部位肿大不太明显的转移淋巴结漏掉，如锁骨上区、肺门、肠系膜等。所以要判断是否真的有无淋巴结转移，首先要看进行的什么检查。

（2）影像学检查部位、范围：不少患者拿着胸部 CT 的片子到医院会诊，在确定是肺癌后往往会问“肿瘤有没有扩散”，严谨的回答是“胸部 CT 检查范围内没有转移、扩散，而其他部位有没有转移、扩散因为没有检查还无法判断”。这个例子说明影像学检查只能针对检查范围内的情况做出判断，如胸部 CT 最多只能说明胸部有无淋巴结转移，而腹腔、颈部是否有淋巴结转移是无从判断的，同样的问题也出现在腹部 CT、盆腔 CT、肝脏磁共振、子宫超声等检查上。当然患者也可以进行全身影像学检查

（例如 PET-CT），就可以对全身所有的淋巴结是否有转移做出判断了，但是这样不仅花费较高，而且患者接受的放射线剂量相对大些。不过，绝大多数肿瘤的淋巴结转移是按着由近及远的方式转移，如肺癌淋巴结转移的第一站是肺门，所以要首先检查原发病灶周围有无淋巴结转移。

（3）影像学检查诊断淋巴结转移的标准：在没有断层影像学检查以前，深部淋巴结几乎无法发现，而浅表淋巴结主要依靠临床医生**触诊**发现、判断。在有了超声、CT、磁共振（MRI）和 PET-CT 以后，淋巴结是否转移主要依靠这些影像学方法检出和进行定性。一般来讲，将淋巴结短径≥1cm 作为诊断转移的标准，在一些特殊部位会适当调整。密度不均、边界不清往往也提示淋巴结转移的征象。但是无论是采用哪种影像学诊断指标都会出现一定的错误率即误诊率，有时很小的淋巴结，直径只有 3～4mm，手术切除后病理就提示有转移，而这样大小的淋巴结在影像学检查都很可能无法看到，就更不要说判断是否为转移了。同时受呼吸、心跳、胃肠蠕动的干扰及体内金属伪影的影响，有些较大的淋巴结也会出现漏诊、误诊。

近年来，PET-CT 这一分子影像检查方法作为 CT、磁共振等形态学诊断指标的重要补充，将体现肿瘤代谢高低的 PET 标准摄取值（SUV），结合 CT 形态学特征，进一步提高了转移淋巴结诊断的准确性。这样可以检出绝大部分转移性淋巴结。

综上所述，选择合理的影像学检出方法，对目标部位进行检查，应用规范的诊断指标可以对多数转移性淋巴结做出正确的判断。但即使是这样，也会有一部分术前影像学检查提示没有淋巴结转移，而手术后病理证实为淋巴结转移的情况发生。

## 20. 为什么医生要给我做脑核磁、骨扫描检查？

肺癌的临床症状经常隐秘，即使通过仪器检查发现了的转移，患者也不见得都有相应症状，如果不查有可能会漏诊。脑及骨都是肺癌常见的转移部位，有时又没症状，但是一旦发现有脑、骨骼的转移，表明肺癌已进入晚期。晚期肺癌与早期发展趋势不同，其治疗方法也截然不同，正确的治疗策略对患者的生存有着极大的影响。只有进行全面检查才能正确进行临床分期，不至于采取错误的治疗方法而贻误病情。所以患者一定要将有关检查完成之后再开始治疗。

# （四）化验室诊断

## 21. 为何要对肺癌患者进行血液生化检查？

对血液进行生化检查是医疗工作中最常见的检查项目，临床诊断中少不了为患者做包括肝功能、肾功能等生化检查，这对于要接受治疗的肿瘤患者这些指标是非常重要的。多数药物都要经过肝、肾代谢，而转氨酶、尿素氮、血肌酐的基础数值常常代表患者相应脏器功能。如果肝、肾功能降低，或因为其他疾病（如肝炎等）导致这些指标会异常，可能就要降低某些药物剂量，甚至不考虑使用，药物代谢障碍，使药物的不良反应增加；另外，生化检查还能监测用药后肝、肾等脏器功能的损害程度，用以指导调整下次药物剂量。一般的生化检查单都会在旁边标出正常值范围供参考，只要在正常值范围内就是正常值。有时患者会因为不了解这些指标的含义而产生不必要的恐慌，有疑问一定要咨询医生，而不可以把自己当成医生，以致耽误疾病的治疗，或吓唬自己及家人。

## 22. 血液常规检查主要检测哪些成分?

血液常规检查是检验项目中最基础及最常用的检验项目，医生一般都会开血常规检查来了解患者的基础状况。血常规主要检测血液中的红细胞、白细胞、血小板等有形成分的数量及形态，血常规检查的具体项目见下表。

血常规检查项目

| 项目名称（中文） | 项目名称（英文） |
|---|---|
| 白细胞计数 | WBC |
| 中性粒细胞绝对值 | NEUT |
| 中性粒细胞百分比 | NEUT% |
| 淋巴细胞绝对值 | LYMPH |
| 淋巴细胞百分比 | LYMPH% |
| 单核细胞绝对值 | MONO |
| 单核细胞百分比 | MONO% |
| 嗜酸性粒细胞绝对值 | EO |
| 嗜酸性粒细胞百分比 | EO% |
| 嗜碱性粒细胞绝对值 | BASO |
| 嗜碱性粒细胞百分比 | BASO% |

续 表

| 项目名称（中文） | 项目名称（英文） |
|---|---|
| 红细胞计数 | RBC |
| 血红蛋白 | HGB |
| 红细胞比容 | HCT |
| 红细胞平均体积 | MCV |
| 红细胞平均血红蛋白浓度 | MCHC |
| 红细胞平均血红蛋白含量 | MCH |
| 红细胞体积分布宽度变异系数 | RDW-CV |
| 红细胞体积分布宽度标准差 | RDW-SD |
| 血小板计数 | PLT |
| 血小板体积分布宽度 | PDW |
| 血小板平均体积 | MPV |
| 大型血小板百分比 | P-LCR |
| 血小板比积 | PCT |

## 23. 血小板有什么临床意义？

检验报告中与血小板相关的检验项目有血小板计数、血小板体积分布宽度、血小板平均体积、大血小板比率。

肿瘤患者中有30%~40%在病程的不同时期出现血小板增多症或减少症，尤以慢性粒细胞白血病、恶性淋巴瘤多见，脾切除术、急慢性出血、手术后、**骨髓抑制**恢复期等也是血小板增多的原因；血小板减少多见于放化疗后骨髓功能抑制、肿瘤侵犯骨髓及**弥散性血管内凝血**等。血小板体积分布宽度、血小板平均体积、大血小板比率主要用于表现血小板的形态，对判断骨髓造血功能有一定的临床意义。

## 24. 什么是晨尿？为什么一般要求留取晨尿进行检测？

医生在开尿常规检查时一般都会交待患者最好留取晨尿进行送检，那么什么是晨尿呢？晨尿就是清晨起床后第一次排尿时收集的尿液标本。这种尿液标本较为浓缩，尿液中的血细胞、上皮细胞、病理细胞、管型等有形成分的浓度较高、形态也较为完整，有利于尿液形态学和化学成分分析。

## 25. 什么是中段尿？留取合格的尿常规分析标本有哪些注意事项？

医生有时要求患者留取尿液常规分析标本时留取中段尿进行送检。那么什么是中段尿呢？中段尿顾名思义就是排尿过程中间段排出的尿，即不留先排出的尿，也不留最后排出的尿，只留取中间段的尿液。这种标本有什么好处呢？它可以避免男性精液和女性外阴部的一些分泌物混入尿液标本，对检查结果造成影响。

尿常规分析标本虽然易得，但是留取合格的标本对于得到正确的化验结果至关重要的。尤其是尿标本通常由患者自己留取并送检，患者更应该遵从医嘱留取标本。那么留取合格的尿常规分析标本还有哪些注意事项呢？

（1）留取尿常规分析标本前到医院指定地点领取清洁的一次性标本容器。

（2）女性患者应避开月经期，在外阴清洁的情况下留取中段晨尿送检。

（3）男性患者应避免精液、前列腺液等对标本的污染。

（4）留取标本后要立即送检。如送检不及时会使尿液中细菌增殖、酸碱度改变，细胞等有形成分破裂，造成检测结果不准确。

## 26. 大便常规检查中有哪些项目，有什么临床意义？

大便常规检查一般包括大便外观、白细胞、红细胞、寄生虫等。大便外观主要是观察大便的颜色和性状，有助于医生初步判断疾病类型；白细胞增多主要见于肠道炎症；红细胞增多主要见于消化道出血、痔疮或肿瘤等；寄生虫主要见于寄生虫感染。

## 27. 如何留取合格的大便常规检查标本？

大便标本也是由患者自己留取送检，同样留取合格的标本对于得到正确的化验结果也至关重要，患者更应该遵从医嘱留取标本。留取合格的大便常规标本有哪些注意事项呢？

（1）留取大便常规检查标本前到医院指定地点领取清洁的一次性防渗漏标本容器。

（2）应留取异常成分的粪便，如含有黏液、脓血等病变成分的标本送检；外观如无异常，需从表面、深处及粪便多处取材送检。送检标本以蚕豆大小为宜。

（3）灌肠标本或服油类泻剂的粪便标本不宜送检。

（4）应避免混有尿液、消毒剂及污水等杂物。

（5）留取后应立即送检。放置时间过久，可能会导致细胞破裂、阿米巴等一些寄生虫的死亡，难以检出异常成分，从而影响检测结果的准确性。

## 28. 痰标本如何留取？

痰标本采集以晨痰为佳，在采集标本前应用清水漱口或者牙刷清洁口腔，有假牙的应取下。另外，建议在使用抗菌药物之前采集标本。采集痰液时，应用力咳出呼吸道深部的痰，将痰液直接吐入无菌、清洁干燥的容器中，标本量应≥1ml。对于咳痰困难的患者，可雾化吸入45℃的100g/L氯化钠水溶液，使痰液易于咳出。

## 29. 做支气管镜检查为什么要查病毒及凝血项目？

对于计划做支气管镜检查的患者，医生要求先进行病毒及凝血检测，并且要在检验结果回报之后方可进行支气管镜检查。因为支气管镜是一种侵入性的诊断、治疗方法。在此过程中不可避免地会出现黏膜损伤，而多种病毒性疾病，如艾滋病毒、乙肝病毒、丙肝病毒，可以通过损伤的黏膜进行传播。因此，做支气管镜前应预先进行血液病毒的检测，对病毒学检测阳性的患者使用专门的支气管镜进行检查，并进行严格消毒，从而有效防止病毒的医源性传播。

在支气管镜检查过程中，有时需要钳取组织进行**活检**，对于**凝血功能**障碍的患者，这一操作可能会导致出血不止，因此，预先进行**凝血功能**检测有助于筛选支气管镜检查的适用人群。

## 30. 什么是肿瘤标志物?

肿瘤标志物是指在恶性肿瘤发生和增殖过程中，由于肿瘤细胞的基因不同表达（高或低表达）而合成、分泌并脱落到体液或组织中的物质，或是由机体对肿瘤反应而异常产生并进入到体液或组织中的物质。这些物质有的不存在于正常人体内，只存在于胚胎中，有的在正常人体内含量很低，当身体内发生肿瘤时其含量逐渐增加超过正常人的水平。总之，能够反映肿瘤存在和生长的这一类物质被称为肿瘤标志物。

## 31. 肿瘤标志物有哪些?

到目前为止人类发现的与肿瘤相关的标志物大约有上百种，但是能够常规应用到临床实验室检测的项目只有几十种，以下是临床常规检测的部分肿瘤标志物。

临床常用的肿瘤标记物检测项目及其临床意义

| 编号 | 肿瘤标志物 | 英文缩略语 | 参考范围 | 临床意义 |
| --- | --- | --- | --- | --- |
| 1 | 甲胎蛋白 | AFP | 0~7ng/ml | 是诊断原发性肝细胞癌和生殖细胞癌的标志物。常见 AFP 水平增高的疾病有肝癌、睾丸癌、卵巢癌等；转移性肿瘤也会增高；良性疾病如肝硬化、急慢性肝炎、先天胆道闭锁等也可增高 |

续 表

| 编号 | 肿瘤标志物 | 英文缩略语 | 参考范围 | 临床意义 |
|---|---|---|---|---|
| 2 | 糖类抗原 125 | CA125 | 0~35U/ml | 用于卵巢肿瘤的辅助诊断及肿瘤复发的监测。其他恶性肿瘤，如乳腺癌、胰腺癌、肝癌、胃癌、肺癌等也可见增高，子宫内膜异位症、盆腔炎等也可见增高 |
| 3 | 糖类抗原 15-3 | CA15-3 | 0~25U/ml | 是乳腺癌辅助诊断及复发监测的指标。肺癌、卵巢癌患者也可见不同程度的升高 |
| 4 | 糖类抗原 19-9 | CA19-9 | 0~37U/ml | 是结肠癌、胰腺癌的辅助诊断指标，肝胆系统癌、胃癌、食管癌、乳腺癌、淋巴瘤、卵巢癌等也会出现不同程度升高。胰腺炎时也会增高 |
| 5 | 糖类抗原 72-4 | CA72-4 | 0~9.8U/ml | 消化、生殖、呼吸系统等腺癌的主要辅助诊断指标。常用于检测胃、肠道及卵巢上皮的恶性肿瘤 |
| 6 | 糖类抗原 242 | CA242 | 0~20U/ml | 是结肠癌、胰腺癌的辅助诊断指标 |
| 7 | 癌胚抗原 | CEA | 0~5ng/ml | 结肠癌、胰腺癌、胃癌、肺癌、肝癌、乳腺癌可见增高，一些非肿瘤疾病也可增高 |
| 8 | 细胞角质素片段 19 | Cyfra21-1 | 0~3.3ng/ml | 是诊断非小细胞肿瘤的指标 |

续 表

| 编号 | 肿瘤标志物 | 英文缩略语 | 参考范围 | 临床意义 |
|---|---|---|---|---|
| 9 | 铁蛋白 | FER | 男：30~400ng/ml<br>女：13~150ng/ml | 常用于肝癌患者 AFP 测定值低时的补充检测项目，其他肿瘤（肺、胰腺、胆道、大肠等）患者铁蛋白也可相应增高 |
| 10 | 总前列腺特异性抗原 | T-PSA | 0~4ng/ml | 前列腺癌、前列腺增生、前列腺炎患者血清 T-PSA 都可升高 |
| 11 | 游离前列腺特异性抗原 | F-PSA | 0~0.93ng/ml | 辅助 T-PSA 诊断及鉴别诊断前列腺癌 |
| 12 | 神经元特异性烯醇化酶 | NSE | 0~18ng/ml | 是小细胞肺癌的特异性诊断标志物。对于神经内分泌系统肿瘤、神经细胞瘤、黑色素瘤、甲状腺髓样瘤也有重要诊断价值 |
| 13 | 鳞状上皮细胞癌抗原 | SCC | 0~1.5ng/ml | 是鳞状上皮细胞癌的诊断指标。子宫颈鳞状上皮细胞癌、肺鳞癌、食管癌、膀胱癌患者血清中都可见升高 |
| 14 | 组织多肽特异性抗原 | TPS | 0~110U/L | 多数上皮细胞肿瘤呈阳性，非上皮组织来源的肿瘤呈阴性 |

## 32. 肺癌常见的肿瘤标志物有哪些？

（1）神经特异性烯醇化酶（NSE）：小细胞肺癌患者血清 NSE 明显增高，其诊断灵敏度高达 80%，血清 NSE 水平与小细胞肺癌的临床分期相关，因此，血清 NSE 检测对小细胞肺癌的监测病情、疗效评价及预测复发具有重要的临床价值，也作为鉴别小细胞肺癌和非小细胞肺癌的指标。

（2）鳞状上皮细胞癌抗原（SCC）：鳞状上皮细胞癌抗原是最早用于诊断鳞状细胞癌的标志物，在肿瘤细胞中参与肿瘤的生长，被认为是特异性较高的鳞状细胞癌标志物。鳞状细胞癌抗原很快就会被代谢到体外，术后1~2天内便可降至正常值。许多鳞状细胞癌复发时都可见到抗原水平的“反跳”，故可用作鳞状细胞癌复发监测。

（3）癌胚抗原（CEA）：癌胚抗原是正常胚胎组织所产生的成分，出生后逐渐消失，或仅存极微量。当细胞癌变时，此类抗原表达可明显增多。癌胚抗原是一个广谱性肿瘤标志物，它能向人们反映出多种肿瘤的存在，对大肠癌、乳腺癌和肺癌的疗效判断、病情发展、监测和**预后**估计是一个较好的肿瘤标志物，但其特异性不强，灵敏度不高。

（4）细胞角蛋白19的可溶性片段（Cyfra21-1）：在恶性肺癌组织中，细胞角蛋白片段21-1含量丰富，肺鳞癌中尤其高，诊断敏感性高达60%。细胞角蛋白片段21-1的血清高浓度水平提示疾病处于进展期和**预后**不良。

单独检测一种肿瘤标志物特异性常常不高，敏感性不够理想，因此临床上常采用多种肿瘤标志物联合检测，以提高诊断的水平，提高诊断的阳性率。

## 33. 小细胞肺癌患者应检查哪种肿瘤标志物？

胃泌素释放肽前体（ProGRP）以及神经元特异性烯醇化酶（NSE）是小细胞肺癌特异性的肿瘤标志物。研究表明，NSE和ProGRP是对小细胞肺癌特异性较好的肿瘤标志物，对小细胞肺癌诊断的敏感度可达60%~81%，特异度可达90%。因此，小细胞肺癌患者推荐检测NSE和ProGRP两种肿瘤标志物。

## 34. NSE水平偏高的患者就一定是小细胞肺癌吗？

NSE全名为神经元特异性烯醇化酶，是小细胞肺癌特异性较高的肿瘤标志物，但NSE偏高并不表示患有小细胞肺癌。

（1）有些良性疾病血清NSE升高。研究认为，约5.6%的良性肝脏疾病患者，4%~11%的良性肺病如肺结核、阻塞性肺气肿患者，脑部及神经系统疾病如脑缺血和梗死、弥散性脑炎、多发性神经炎的患者，血清NSE浓度均可升高，但多数升高幅度较低，疾病治愈后往往恢复正常。

（2）约5%的正常人血清NSE可高于诊断界值。

（3）NSE在正常红细胞的浓度显著高于血清，因此，标本溶血时红细胞破裂释放NSE可使血清NSE浓度假性升高。

## 35. SCC水平偏高就是患肺癌了吗？

血清SCC偏高，不一定得了肺癌。鳞状上皮细胞癌抗原（SCC）是一种糖蛋白，是从宫颈鳞状细胞癌中分离的抗原成分，常用作宫颈癌、肺鳞癌等患者的疗效监测标志物。血清SCC的阳性率在肺鳞状细胞癌中最高，为39%~78%，其他病理类型的肺癌中SCC的阳性率较低，少数良性疾病，如肺部感染、良性妇科疾病、肾功能不全等也可出现血清SCC浓度升高，因此SCC升高，不一定得了肺癌。

## 36. 血清肿瘤标志物中仅 CEA 高于参考范围，但为什么影像学未发现病灶？

CEA 名为癌胚抗原，是一种胚胎期抗原，正常人含量极低，多种肿瘤组织可产生 CEA。

（1）CEA 有**假阳性**的可能。目前通用的 CEA 的参考范围为 0～5mg/L，取自正常人的 95% 检测限，即 95% 的正常人血清 CEA 浓度低于 5mg/L。因此，理论上 5% 的正常人血清 CEA 浓度高于 5mg/L。此外，吸烟者血清 CEA 浓度较不吸烟者高。

（2）研究显示，部分患者尤其是治疗后肿瘤复发的患者，血清 CEA 异常升高出现的较早，在疾病的早期即可出现，此时并不伴有影像学结果异常。

综上所述，CEA 高于参考范围，但影像学未发现病灶是临床上可能出现的情况。

## 37. 多种肿瘤标志物联合检测有什么优势？

在对肺癌患者的诊治中，相对于多个肿瘤标志物的联合检测，检测单一指标无疑是既简单又经济的，然而，到目前为止，人们尚未发现一种令人满意的单一肿瘤标志物能够独立用于肺癌的临床实践，满足肿瘤诊治中各方面的要求。其原因主要有两个方面：

（1）肿瘤的高度异质性：肿瘤是环境与宿主因素长期相互作用的结果，从细胞发生癌变到肿瘤的快速生长、浸润、转移是一个多因素、多阶段、多基因变异累积的复杂病变过程。在此过程中，基因水平的改变远比我们在解剖学、病理学水平看到的变化更为复杂。因此，单一的血清学肿瘤标志物难以准确地反映肿瘤全貌。

（2）肿瘤标志物自身的局限性：大多数肿瘤标志物并不是肿瘤患者特有的，在健康人群中也可查到。肿瘤标志物在正常人群和肿瘤患者中的血清浓度分布并没有截然的界限，因此难以可靠地诊断肿瘤。而标志物在两组人群中分布的交叉部分，即是**假阳性**和**假阴性**产生的原因。增加检测项目，建立联合检测模型，使综合指标分布在两组人群间的交叉尽可能小，两组人群的差异更加显著，有利于提高检测的敏感性和特异性。

因此，对拟诊肺癌的患者进行血清 CEA、CA125、SCC、Cyfra21-1、NSE 的联合检测，希望在一定程度上克服肿瘤的异质性，提高检出率。

## 38. 有远处转移为什么肿瘤标志物检测未见异常?

由于肿瘤存在异质性，即使相同病理类型、相同分期的患者，其血清肿瘤标志物的浓度也存在很大差异。理论上肿瘤分期越晚，肿瘤标志物的阳性率越高，但并不是所有的晚期肺癌患者肿瘤标志物均为阳性，因此，即使肺癌已经存在远处转移，肿瘤标志物也可能在正常范围。

目前肿瘤标志物检测并不能完全满足临床需要，存在一定的**假阳性与假阴性**，少数患者可能肿瘤标志物结果一直显示正常，与实际病程发展并不一致。

## 39. 不同医院检测的肿瘤标志物检验结果有可比性吗?

在不同医院检测的肿瘤标志物检验结果不一定具有可比性，主要是由于以下四方面的原因：

（1）不同的检测方法会导致检验结果存在差异：临床上常用的检测方法有电化学发光、化学发光、放射免疫、酶联免疫吸附试验等，各医院应用的检测方法存在差异。

（2）同一种检测方法所应用的试剂品牌存在差异也会导致检验结果存在差异。不同品牌的试剂，其生产工艺、抗原抗体反应体系和检测线性范围均存在较大的差异。

（3）检测体系不同也会导致检验结果存在差异。即使是试剂厂家和检测方法相同，但采用不同型号的检测设备，其检测结果也会略微存在差异。

（4）采用的试剂批号不同也会导致检验结果存在差异。即使是试剂厂家、检测方法和检测体系完全相同，但采用的试剂批号不同，其检验结果也会存在一定的差异。

所以，很难保证不同医院间检测的肿瘤标志物检验结果在数值上有可比性。但是，尽管不同试剂厂家、不同检测方法和不同检测体系所得到的具体的检验结果可能不同，但在判断检测结果阴、阳性方面却具有较高的一致性。

目前，卫生部临床检验中心和各省/市临床检验中心已经对常见肿瘤标志物检验项目，如 CEA、CA125 和 AFP 等开展室间质量评价工作，确保同一检测方法、同一试剂厂家、同一检测体系的不同医院检验结果具有较高的可比性。

为了保证检验结果的可比性，满足肿瘤患者对病情监测的需要，有几个建议：最好选择在同一家医院连续进行肿瘤标志物的检测；如果不能在同一家医院检测，尽可能选择相同的检测方法或采用同一厂家的检测系统进行检测；尽量选择较高等级的医院或信誉好的商业化临床检验中心，这些单位一般都能按照规定参加卫生部临床检验中心和省/市临床检验中心组织的室间质量评价，并在实验室内部开展室内质量控制，能够保证检验结果的准确性。

总之，将不同医院的肿瘤标志物检验结果进行比较时，应注意其采用的检测方法、试剂生产厂家以及检测体系等是否相同，这样的比较才有意义。

## （五）诊断需要考虑的问题

### 40. 什么是有创检查和无创检查？各有什么利弊？

有创检查是指各种**活检**和穿刺检查，主要包括气管镜检查、超声内镜穿刺**活检**、CT 或 B 超引导穿刺**活检**、胸腔穿刺胸水细胞学检查、转移结节的穿刺**活检**或手术**活检**、纵隔镜纵隔淋巴结**活检**手术等。无创检查主要指各种影像学检查、核医学检查、血液化验以及痰液查找癌细胞检查，如胸或胸腹部 CT 检查、超声检查、脑核磁共振检查、骨同位素扫描以及比较昂贵的全身 PET-CT，以及血液肿瘤标志物、肝肾功能、血常规检测等。

有创检查和无创检查的目的不完全相同。无创检查主要是提示肿瘤的位置和形态、了解别的地方是否有转移，如通过血液检测可以客观地了解身体的功能状况。优点是简便易行，几乎没有创伤，不需要麻醉；但无创检查也有缺点，如痰液查找癌细胞，除了少部分患者痰中可以找到癌细胞外，无创检查通常很难直接找到肿瘤细胞。无创检查并不能确诊肺癌，包括昂贵的全身 PET-CT 检查，最高也只有 80%的准确率，也就是说有 20%以上的患者通过无创检查诊断的肺癌并不是肿瘤。这些恰恰就是有创检查需要解决的问题，其目的在于努力取得**活检**和找到癌细胞。有创检查缺点在于患者有一定的痛苦、需要承担一定的风险，通常需要局部或全身麻醉。不过也不用担心，上述有创检查都已开展了很多年，技术已经相当成熟，较为安全，只要按照规范操作，几乎没有大的意外情况发生。

## 41. 什么是支气管内超声引导针吸活检术（EBUS）？

是支气管内超声引导针吸**活检**术的英文缩写为 EBUS-TBNA。支气管内超声引导针吸**活检**术检查是一项有创性检查。可以对于肺门肿块和多个纵隔部位的淋巴结进行**活检**取样，现在有取代纵隔镜手术**活检**的趋势。主要用于明确诊断可疑的肺门肿块是否为肿瘤或可疑的淋巴结是否有肿瘤转移。

## 42. 什么样的患者需要进行纵隔镜检查？

纵隔镜检查应该称为纵隔镜**活检**手术，可用于特定部位的纵隔淋巴结**活检**取样，需要全身麻醉。由于纵隔镜可以**活检**的部位较支气管内超声引导针吸**活检**术要少，而且创伤、风险比较大、费用多，所以目前更多的使用支气管内超声引导针吸**活检**术。但是纵隔镜**活检**的取材比较大，可以用于进一步的分析、病理分型。比如考虑淋巴瘤的**活检**因为需要进一步分型，仍需要做纵隔镜手术。

## 43. 气管镜检查前后患者应该注意什么？

在做气管镜检查前首先要进行血化验，包括传染病指标检查、**凝血功能**检测、血常规检测；其次在做气管镜前一般要求有胸部的 CT 影像片，以便于在检查时提示病灶的位置；做气管镜前要求患者禁食、禁水 4~8 小时，以避免在检查时胃里的食物呛入气管内；气管镜检查前，医生会给一些利多卡因类麻醉的药物以减少检查时的不适；患者要配合医生，检查时要精神放松，多做深呼吸；做气管镜检查后，一般要过2~3小时再进食（因为在检查时咽喉部已经麻醉了，要待到麻药劲过后再进食，否则非常容易将食物呛到气管里）；在做气管镜后要注意是否有咯血。如果有几口血痰属于正常情况，如果有整口的鲜血，尤其有连续的鲜血，要非常警惕，出现上述情况建议赶紧就诊密切观察。

## 44. 检查过程是否会耽误病情?

肿瘤的生长过程漫长，但诊断时间大部分需要7~10天的时间完成病理及分期等检查，以利于做出包括针对肿瘤以及对患者脏器功能的评估，这些结束之后才能开始治疗。没有明确疾病诊断之前盲目用药是不负责任的，对患者是有害的，因为很可能会出现误诊、误治。

肿瘤治疗应个体化，每个人的治疗都不完全相同，这需要正确的诊断作前提，所以必须合理地安排检查，这需要时间，这个付出是值得的。如果还没诊断就开始所谓的治疗，表面上看是抓紧时间，但有可能发生治疗策略的根本错误，会出现“光低头拉车，不抬头看路”的尴尬局面。有句话讲：磨刀不误砍柴工，讲的就是这个道理。

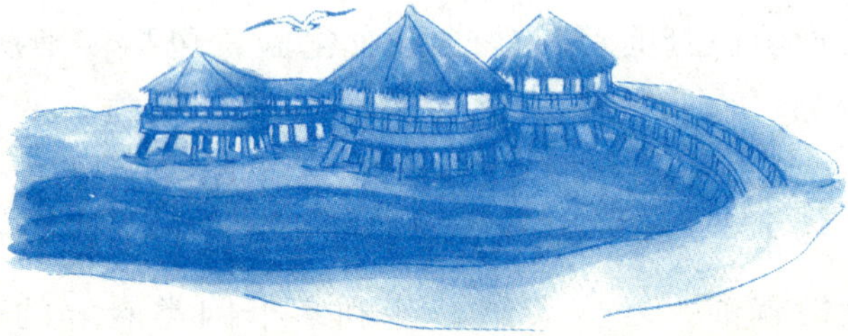

# 三、治 疗 篇

## （一）总 论

### 45. 什么叫肿瘤综合治疗？

根据肿瘤的发生部位、病理类型、侵犯范围、发展趋势以及患者的身体状况，合理地、有计划地综合运用现有的治疗手段，最大限度地提高患者的治愈率、延长患者的生命，改善生活质量。

综合治疗的原则：安排要合理，治疗符合肿瘤生物学规律。按照不同的期别，兼顾局部与全身，强调个体化，延长生存时间与提高生活质量兼顾。

### 46. 肺癌患者的治疗为什么要体现个体化？

肺癌综合治疗需要统筹安排，除了共同的规律外，每位患者还有其特殊性，在治疗上也有很大差别。例如，对身体状况不佳的老年人，通常采用单药化疗，而对非老年人则通常采用两个药物联合治疗；对腺癌患者，可以用培美曲塞治疗，而对鳞状细胞癌的患者因其疗效欠佳就不建议使用；有些患者具有某些基因突变可以采用分子靶向治疗，而没有突变的就得用化疗。患者可能看得眼花缭乱，有时觉得我和同病室的病友差不多，怎么给他用那种治疗，却给我用另外一种治疗？想不通时就开始瞎捉摸，觉得是不是哪儿有“问题”了，是不是有医疗差错？

碰到这些问题患者应该向医务人员咨询，了解考虑患者共性与个性关系涉及的治疗差异。

## 47. 如何根据临床分期为非小细胞肺癌患者提供最佳治疗策略？

根据肺癌不同的临床分期一般治疗原则如下：

Ⅰ、Ⅱ期患者应该首选手术治疗，手术后根据病理结果决定是否要进行手术后的辅助化疗。一般来讲Ⅰ期患者手术后，只要没有发现切缘不干净（有癌细胞），手术后不做任何其他治疗，只需要定期复查即可。但对一些具有高危风险因素的患者要做术后辅助化疗，这些危险因素包括低分化癌（包括神经内分泌瘤）、脉管（血管或淋巴管）受侵、楔形切除术、肿瘤大于4cm、脏层胸膜受累及淋巴结转移情况不明。对于因各种原因不能手术的患者，如老年人或合并严重并发疾病的患者，放射治疗是一个合理的选择。Ⅱ期患者术后建议进行化疗，如果切缘上发现癌细胞除了进行化疗外还要加上放疗。

Ⅲ期患者是差异性较大的混合人群，这组患者即有别于Ⅰ、Ⅱ期的早期患者，又不同于Ⅳ期的晚期患者，有局部复发和远处转移的趋势。总体上来讲，这部分患者大致分为可手术及不可手术两类。对于可手术患者采用综合治疗的原则（包括手术、化疗或放疗），而对不可手术的患者则以化疗和放疗为主的综合治疗模式。

Ⅳ期患者以全身治疗为主，即化疗或靶向治疗，但有部分特殊的患者仍有手术的机会：如单个的脑转移；或一侧肾上腺转移（人有左、右两个肾上腺），有少部分患者还可以进行肺内病灶的手术和脑或肾上腺转移病灶切除，然后进行辅助治疗。

患者、家属需注意：合理的治疗路径比某种治疗技术更加重要，以追求某项技术或以抢时间为目的的治疗即使花费再多、治疗开始得再早，也只能是“光拉车，不看路”。站得高，才会看得远，应该理解医生在通盘考虑后才做出的治疗计划。

## 48. 肺癌是否可被根治?

对于肺癌，根治是指患者的存活超过5年。但5年生存率是一个概率，并不能预测某一个患者能活多长时间。比如Ⅰ期患者5年生存率约60%，Ⅱ期约30%，ⅢA期约15%，ⅢB期7%~8%，Ⅳ期小于2%。总体来讲，部分早期患者有治愈的机会，中、晚期的患者经过治疗可以使生存时间延长。随着新的治疗方法的出现，即使是晚期治疗的效果也比原来有所提高，且最大的好处是带瘤生存。虽然目前根治还比较难，但是科学家们正在夜以继日的工作，为的是早日攻克癌症。

## 49. 中、晚期肺癌患者是否该放弃治疗?

肺癌的发病率越来越高，由于肺癌不容易早期发现，大约75%的肺癌在诊断时已经到了中晚期。随着放疗技术的发展和众多新药的研发，中晚期患者的生存时间较以前有所提高。多数患者治疗后症状得到改善，少数患者病情快速进展以及身体出现不可耐受的毒性反应。越到后期，恶性肿瘤治疗就越困难，因此不应该一开始就放弃治疗。治疗就是抓住生存的机会，放弃就会丢掉自己生存的希望。应该积极对待，珍惜每一次机会。

## （二）外科治疗

### 50. 什么叫根治性手术？什么叫姑息性手术？

根治性手术是指以力求达到根除疾病为目的的外科手术，属于局部治疗，对不同恶性肿瘤实施根治性手术的切除范围都有具体规定，是恶性肿瘤外科治疗的标准术式之一。对于绝大多数早期恶性肿瘤患者通过根治性手术可以达到根治的目的。

但需注意的是，根治性手术并非都能达到根除肿瘤的目的。此外，某些早期癌症并不需要切除如此大的范围也能达到“根治”的效果，并能保留器官的功能。因此，患者及家属应该听取医生的建议，考虑是否进行根治性手术或保留器官功能的手术。

姑息性手术是指以减轻患者痛苦、提高生活质量、延长生存期、减轻体内肿瘤负荷为目的，切除原发病灶或转移性病灶的手术。

### 51. 什么是择期手术、限期手术和急诊手术？

外科手术根据疾病的危急程度分为择期手术、限期手术和急诊手术。

（1）择期手术是指可以选择适当的时机实施的手术，能把握手术时机而不致影响治疗效果，容许术前充分准备或观察，再选择最有利的时机施行手术。如对良性病变进行的手术、整形类手术等。

（2）限期手术是指需要在一定限期内实施的手术。即外科

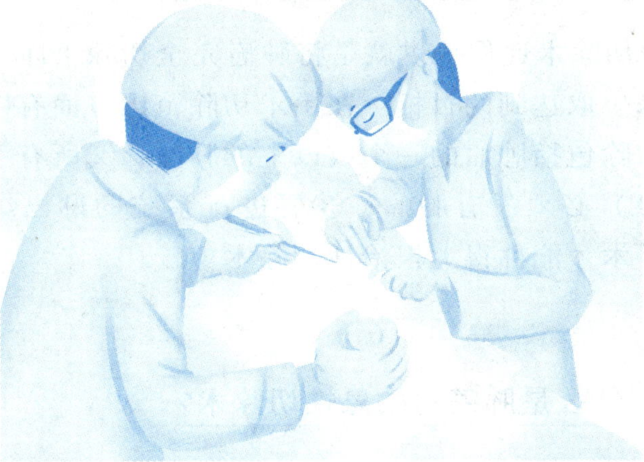

手术时间不宜过久延迟，手术前也有一定的准备时间，否则会影响其治疗效果，或失去治疗的有利时机的一类手术。如各种恶性肿瘤的根治性手术。

（3）急诊手术是指需要在最短的时间内必须进行的紧急手术，否则会危及患者的生命，如肝、脾破裂导致出血的手术。

## 52. 肺癌的手术方法有哪几种？

肺癌的手术有多种方式：从手术切除干净程度可以分为：将肿瘤连同淋巴结完全切除的根治性切除术，肿瘤有残留的姑息性切除术和主要以诊断为目的的**活检**手术。一般所说的肺癌切除术主要指根治性切除术，从切除肺的范围可以分为：楔形切除术、肺叶切除术、复合肺叶切除术、全肺切除、气管、支气管和（或）肺血管成形的手术等。从切口和创伤的大小可以分为：常规开胸手术、小切口开胸手术和胸腔镜微创手术。

## 53. 什么是肺癌的根治性切除术？

根治性切除术通俗地讲就是将肿瘤完全切除干净，这也是肺癌切除手术争取达到的目标。在手术切除范围方面有以下三个要求：①要切除包括肿瘤的一个或以上的肺叶；②所有手术切除的断端（切缘）必须没有肿瘤；③要进行系统的淋巴结清扫。只有这样的手术才能称得上根治性切除术。

## 54. 什么是肺癌的姑息性切除术？

姑息性手术是相对于根治切除手术而命名，通俗地讲就是没有达到肿瘤完全切除（未完整切除，有残留）。

通常将楔形切除术（也叫局部切除术，没有切除包含肿瘤的肺叶，只切除了肺叶的一部分）和虽然做了肺叶切除，断端也没有肿瘤，但是没有做系统淋巴结清扫的也归入姑息手术。

姑息性切除是因各种条件限制下不得不进行的手术，而不是医生故意做成姑息性的，造成肿瘤残存。

## 55. 肺癌能实施胸腔镜手术吗？做胸腔镜手术有哪些好处？

胸腔镜手术全称为电视胸腔镜手术，通过在胸壁上打2～3个孔放入摄像头和各种手术器械，把胸腔内的情况投影到电视屏幕上，医生看着电视做手术。胸腔镜能做标准的肺癌根治术。目前公认早期肺癌（肿块在5cm以下）适合胸腔镜手术。现在胸腔镜外科技术发展非常快，许多比较复杂的手术也能通过胸腔镜完成，这与手术医生的经验和手术技巧直接相关。

胸腔镜手术的好处：没有传统的手术那么大的切口，所以术后疼痛明显减轻；手术恢复快；并发症率明显下降；住院时间短；由于胸壁的肌肉没有切断，所以保留部分肺功能，容易耐受术后辅助治疗。

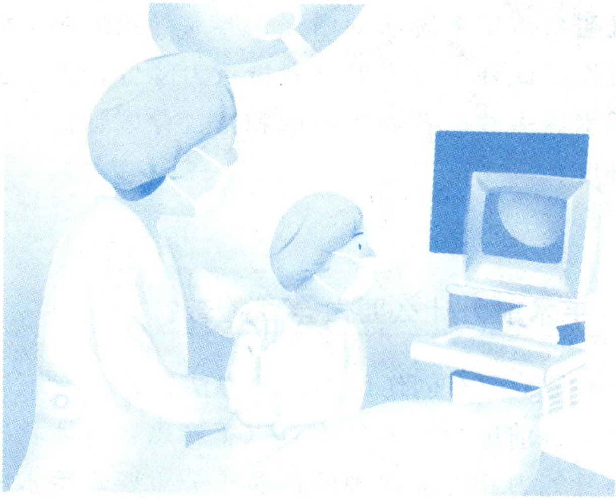

## 56. 什么样的肺癌患者不能手术？

主要有三类肺癌患者不能手术：①手术切除原则上只适合早、中期肺癌和某些特定期别的肺癌。因为诊断时早期患者的比例并不高，所以绝大部分晚期肺癌除**活检**手术外，不适合做切除手术；②小细胞肺癌（肺癌的一种特殊类型）由于非常容易转移，而且对化疗和放疗效果比较好，除了少数早期病变外，一般不主张手术切除；③患者的身体条件不能承受手术创伤的，包括对手术极度恐惧和患有某些疾病。

## 57. 月经期患者能接受手术吗?

除非是急诊手术，对月经期患者不宜实施择期或限期手术。因为月经期患者脱落的子宫内膜含有较多**纤溶酶原激活物**，导致血液中**纤维蛋白溶解系统**活动增强，容易导致出血量增多，增加了手术危险性。此外，月经期患者抵抗力降低，手术会增加感染的风险；手术后多数患者需要卧床和留置导尿管，月经期也增加了护理的难度。

## 58. 手术前为什么要做全面检查?

外科手术是一项有创伤性的诊疗方法，并伴有不同程度的风险。因此，手术前进行全面的检查以了解患者身体状况、疾病情况、手术耐受能力和可能出现的风险十分重要。手术前检查一般包括常规检查和专科检查两方面。常规检查主要包括：血常规及血型、尿常规、便常规、心电图、胸部正侧位 X 线片、超声波检查、肝肾功能、血液电解质、**生化全套**、血糖、出**凝血功能**、**乙肝两对半**检查以及丙肝、艾滋病、梅毒等相关病原学检查。专科检查则要根据病变的部位行进一步影像造影、CT、MRI 等检查、**腔镜检查**、相关肿瘤标志物检查、细胞学检查、肿瘤组织**活检**或穿刺**活检**病理学检查，所有检查的目的都是为了准确诊断，制订最佳手术方案，更好地完成手术，最大程度地保障患者健康。

## 59. 肺癌患者术前做血液生化、凝血等检查的主要目的是什么?

对于计划进行手术治疗的肺癌患者，医生往往要求患者检测血液生化、凝血、病毒指标等项目。这样做的目的是了解患者的内分泌、肝脏、肾脏、**凝血功能**等是否存在异常，判断患者能否耐受手术治疗，十分必要。对于控制不良的糖尿病、**凝血功能**严重异常以及合并可能影响麻醉、手术基础疾病的患者，应在基础疾病控制后再进行手术。

## 60. 患者手术前为什么要戒烟？戒烟多长时间才能手术?

肺手术本身对健康肺组织是一种损伤。肺切除手术后需要很好地排痰，如果排痰不充分，极容易出现肺不张，明显增加肺部感染的机率。吸烟可以刺激呼吸道，引起细支气管收缩，减弱气管内纤毛对黏液的清除能力，引起痰液淤积，影响患者手术后排痰。理论上要求肺癌患者手术前戒烟至少应达到 2～4 周，在实际工作中很难等待 2～4 周再治疗，所以长期吸烟者一旦确诊肺癌后医生会告诫立即停止吸烟，戒烟早一天，术后恢复就顺利一分。

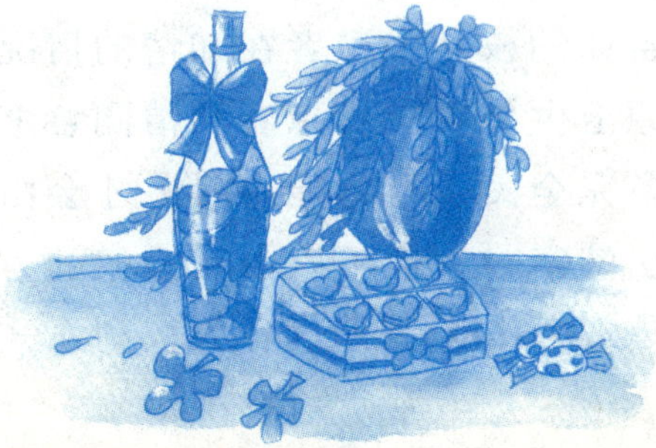

## 61. 为什么要签署手术知情同意书？

签署知情同意书是国家法律、法规的要求，国务院颁布实施的《医疗机构管理条例》第 33 条规定："医疗机构施行手术、特殊检查或者特殊治疗时，必须征得患者同意，并应当取得其家属或者本人同意并签字；无法取得患者意见时，应当取得家属或者关系人同意并签字。"《执业医师法》第 26 条规定："医师进行实验性临床医疗，应当经医院批准并征得患者本人或者其家属同意"。

人的生命健康权是受法律严格保护的，个人身体所蕴含的生命和健康只有自己有处置权，其他任何人无权处置。手术这种有风险性的医疗行为包含着对患者身体即健康权、生命权的处置。医师有手术技能，但又无权擅自处置患者身体；患者出于治疗疾病的目的，须授权医师为自己实施手术。在手术知情同意书的签名正是患者对其身体支配权的外部表现形式。

## 62. 术前需要履行哪些知情同意手续？什么人有资格签署手术知情同意书？

患者知情同意即患者对病情、诊断和治疗（例如手术）方案、治疗的益处及可能带来的风险、费用开支、临床试验等真实情况有了解与被告知的权利，患者在知情的情况下有选择接受与拒绝的权利。按原卫生部要求，患者知情同意书应由患者本人签署。当患者不具备完全民事行为能力时，才会由其法定代理人签字；患者因病无法签字时，也可以由其授权的人员签字。患者的知情同意选择权是每一个患者都具有的权利，知情同意书可以作为医疗机构履行说明告知义务的证据，也是患者及家属行使知情权的证据，让患者及其亲属能客观认识诊疗目的、效果、可能产生的并发症及意外等情况，充分享有知情权。

患者在接受诊疗过程中，需要履行知情同意的手续包括以下几个方面：

（1）术前、术中知情手续：所有手术前，主管医生会与患者进行术前谈话，并签署手术知情同意书，其内容包括术前诊断、手术指征、手术方式、可选择的诊疗方法及优缺点、术中和术后的危险性、可能的并发症及防范措施、术中置入身体的内置物（如吻合器、固定器等）类型，术前谈话中会注明选择的类型；术中病情变化或手术方式改变需及时告知患者家属，并由被委托人在告知单上签名。手术的不确定因素较多，手术引起患者新的疾病甚至死亡的风险与疾病的治疗效果相伴相随。有时手术可能达不到根治疾病的目的，达不到患者希望的理想状态，甚至使患者失去生命。手术风险具有不确定性、不可预测性等特征。

（2）如果在治疗中进行临床试验、药品试验、医疗器械试验及其他特殊检查或治疗前需要签署特殊检查、特殊治疗知情同意书，主管医生会在治疗前向患者及家属告知特殊检查、特殊治疗的相关情况，征求其意见，由患者及家属签署同意检查、治疗的知情同意书。

（3）创伤性诊疗知情手续：对患者进行任何创伤性诊疗均需进行谈话告知并签写同意书。内容包括患者的主要病情、采取创伤性诊疗活动的目的及必要性、医疗风险，其他可选择的诊疗方法及优缺点、可能的并发症、注意事项及防范措施。

（4）麻醉知情制度：在进行麻醉操作前，麻醉医生会告知患者相关情况，并由患者或被委托人签写同意书。告知内容包括术前诊断、麻醉名称及方式、麻醉风险、防范措施。

（5）输血知情制度：输血前经管医生会向患者告知相关情

况，并由患者或被委托人签写同意书。告知内容包括输血的目的、必要性、种类、数量、可能发生的风险、并发症及防范措施。

## 63. 手术知情同意书中提及的并发症是否都会发生？

并发症是指患者发生了现代医学科学技术能够预见但不能避免和防范的不良后果。一般分为两种情况：①指一种疾病在发展过程中引起另一种疾病或症状，如消化道肿瘤可能引发肠梗阻、肠穿孔或大出血等并发症；②指在临床诊疗和护理过程中，患者因治疗一种疾病而合并发生了与诊疗这种疾病有关的另一种或几种疾病或症状。外科手术并发症是影响手术效果极为重要的因素，也常常是损害患者健康甚至致死的重要原因。手术知情同意书中写的并发症均是基于手术对组织器官损坏可能带来的病症，术中、术后是否发生并发症受多种因素影响，每位患者的自身状况、疾病情况、医疗单位及医生的技术水平等都是影响并发症的因素。并发症的发生机率也受多种因素影响，比如高龄患者手术并发症发生的机率就大于年轻患者。手术知情同意书中写的并发症并不都会发生。

## 64. 手术前的肺功能检查项目有哪些？有何必要性？

肺癌手术前对于患者心肺功能的评估主要有肺功能检查、运动心肺功能检查和简便易行的爬楼试验。肺功能检查的指标有许多，反映的是三方面的内容：

（1）肺的容量：关键指标叫肺活量，俗语即一口气脉的长短。肺容量不够叫做限制性通气障碍。

（2）小气道的阻力：关键指标叫第一秒肺活量，小气道的阻力高叫做阻塞性通气障碍。

（3）肺的弥散功能：反映的是氧气通过肺进入血液的快慢情况。计算机会根据患者的身高和体重计算出上述指标的标准值，再把患者检测的数值和标准值比较，得出正常、轻度、中度或重度异常的判断。

如果患者的肺功能处于能承受手术的边缘状态，通常会进一步检查运动心肺功能。因为心肺功能是密切相关的，如果心功能良好，可以弥补部分肺功能的不足。

对于客观检测的指标有时需要具体分析，有些患者由于各种原因不能很好地配合检查，数值偏低；有些患者由于肿瘤的原因有阻塞肺炎或肺膨胀不好（肺不张）时，肺的容量必然会降低，这时切除病变的肺叶可能会改善肺功能。所以，常常可以看到医生陪着患者做爬楼试验，这是最直观反映心肺功能的检查。通常患者能连续（中间不能停顿休息）上5~6层楼没有明显的心慌、气短，一般能耐受肺叶切除手术。

## 65. 手术前需要做哪些准备？

（1）树立战胜疾病和伤痛的信心，保存乐观向上的心态。

（2）要有一定强度的心肺功能锻炼，比如爬楼练习，手术前一般要求能连续上五层楼。

（3）戒烟，练习咳嗽和深呼吸。有慢性气管炎、咳痰较多者，手术前可以做雾化吸入，帮助排痰。肺部有炎症的可以适当给予抗菌药物。

（4）手术前要求患者吃食较高热量和蛋白的食物，但不要太油腻，以免增加胃肠负担。

（5）手术前要预防感冒。

（6）手术前一天的准备（不同医院间有差别），基本上包括：

1）抽血验血型，以便血库根据血型配血，留备手术中输血之需。

2）手术切口准备，主要是手术区域剃除体毛和清洁局部皮肤。

3）**肠道准备**，一般给患者缓泻的药物。

4）镇静、安眠，通常晚上给患者服用安眠药物。

5）禁食禁水，一般12小时内不能吃食物，8小时内不能喝水。但是对患者较为重要的规律性服用的口服药，医生仍会要求患者手术前服用。

（7）有高血压、心律不齐（心跳不规律）等慢性病的患者要规律服药，控制好血压和心率。经医生评估后，部分心跳过慢的患者可能需要手术前安装起搏器。

（8）合并糖尿病的患者，如果血糖控制不满意要使用胰岛素。有的患者担心一旦用了胰岛素，以后就会有依赖。实际上不用担心，因为手术的创伤、术后疼痛等因素，患者术后头几天血糖会比较高，待手术反应消失血糖就平稳了，就又可以过渡到用口服降糖药物了。

（9）对手术前口服阿司匹林、华法林等抗凝血药物的患者，由于药物可能引起手术中和手术后的严重出血，通常需要停药1~2周。如阿司匹林，术前通常停药5~7天。

（10）手术前吃其他口服药者，一定要在第一时间与手术医生详细说明，以确定对手术是否有影响。

## 66. 手术前为什么禁食、禁水?

绝大部分的手术都会要求患者术前禁食水，保持胃肠道的排空状态。这是因为手术麻醉诱导时患者肌肉处于松弛状态，这时胃里如果有食物和水，可能会反流到口腔、咽部，或反流到气管和肺内造成**误吸**，以致威胁患者的生命安全，手术后肺炎的发生率也会提高。为了患者的安全，严格执行手术前禁食、禁水的时间和服药相当重要。

近年来术前禁食12小时的传统观念已经改变，因为这种方式不能确保胃部排空，还可能造成患者不必要的脱水和**应激状态**。目前，成人患者无**误吸**危险因素的指标为：禁食固体食物至少8小时；术前2小时禁饮；麻醉前1~2小时服用口服术前药物。对特殊患者，例如有活动性反流或做胃肠道手术的患者，更严格的限制是必要的。

## 67. 手术前患者特别紧张怎么办?

任何人接受手术治疗时都会紧张，这是正常的反应。消除患者的紧张心理是麻醉医生术前访视要做的一件事，访视时麻醉医生应向患者解释手术的程序，患者也应放松心情，有任何疑问可以向医生咨询，医生应耐心解答患者提出的各种问题，尽量消除患者的疑虑。患者家属应配合医生做安慰工作，帮助患者减轻紧张情绪。如果患者术前晚上不能入睡，值班医生可以给患者服用一些安眠药物以帮助其睡眠。手术前充足的休息对保持良好的体力、耐受手术以及术后恢复十分重要。

## 68. 手术前心理调整为什么很重要？

手术前有些患者会产生焦虑、紧张、恐惧及抑郁等不良情绪，可影响患者的睡眠、食欲等，导致患者健康状况下降，免疫功能减退，致使机体对病毒、病菌等的抵抗力降低，还可导致患者心率加快、血压升高等问题，将会增加手术的风险及术后发生并发症的机会。因此，良好的心理准备是保证手术顺利进行的首要条件。

## 69. 为什么手术前需要进行呼吸道准备？

患者手术后因为伤口疼痛而不敢深呼吸、咳嗽和排痰，可导致呼吸道分泌物在气道内积聚，肺通气量降低，气道阻塞加重，甚至造成肺不张；或因呼吸道感染导致肺炎发生，因此需在手术前进行呼吸道准备。

（1）吸烟的患者应在手术前1~2周停止吸烟，以减少上呼吸道的分泌物。

（2）练习正确咳痰的方法：腹式呼吸（用鼻深吸气，尽力鼓起腹部，屏气1~2秒后，嘴唇缩成吹蜡烛状缓慢呼气，呼气时腹部自然回缩）数次→深吸气→憋住气→放开声门、收缩腹肌，使气体快速冲出将痰咳出。

有呼吸道炎症者术前应用抗生素、雾化吸入等治疗，待感染控制后才可以接受手术。

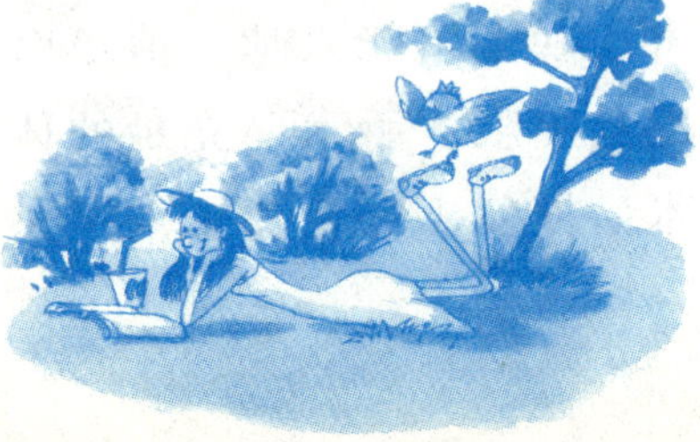

## 70. 手术当日需要患者做什么准备?

手术当日患者不要化妆，要去除患者的唇膏、指甲油，以便于医生在手术中观察患者末梢血液循环情况；要取下活动性假牙，因为此类假牙可能会脱落而阻塞呼吸道；取下发卡、假发、金属物品、饰物等，因为金属会导电，饰物会伤及患者；将随身携带的所有贵重物品，如首饰、钱、手表，交由家属保管；如为助听器、隐形眼镜，可暂时佩戴，便于与手术室工作人员谈话、沟通，于手术前一刻取下；患者贴身穿着干净的病服；按要求禁食、禁水；术前要排空膀胱，其目的是避免麻醉后造成手术台上排尿，避免手术过程中误伤膨胀的膀胱，避免患者手术后因麻醉原因而发生的排尿困难。

## 71. 手术前一天为什么要做手术区域皮肤准备?

皮肤是机体的天然防御线，手术会破坏此防御线而增加感染的机会。手术前进行皮肤准备的目的就是预防手术后切口感染。皮肤准备通常在手术前一天进行。皮肤准备的内容：包括除去患者手术区域的毛发、污垢及微生物。手术区皮肤准备的范围一般包括以切口为中心，半径在20厘米以上的范围。此外，手术前一日患者还应修剪指甲、剃须、洗头、洗澡。小儿可以不剃体毛，只做清洗。

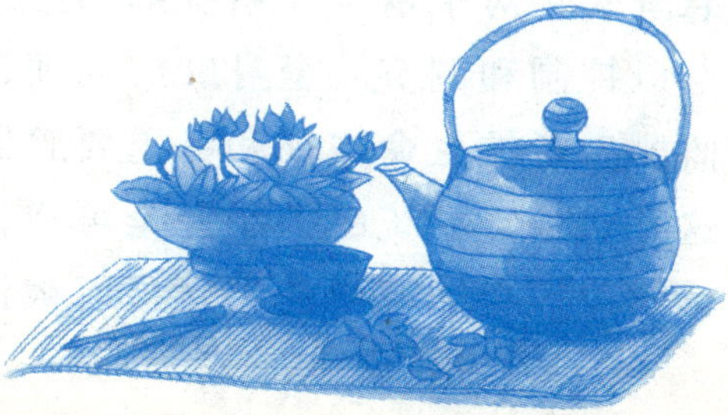

## 72. 手术当天患者家属应该做什么？

手术当天患者的直系亲属应该在患者进入手术室前到达病房陪伴患者，这对患者是一个安慰。在手术进行过程中家属需在手术等候区耐心等待，不要离开，以备手术中出现特殊情况医生需要及时与家属商谈，并请家属做出决策。手术结束后患者回到病房，在向手术医生和麻醉医生了解病情后，家属就可以按照医院要求留人陪护或由院方监护。

## 73. 有哪些主要的麻醉方法？

主要的麻醉方法有三种：全身麻醉（简称全麻）、局部麻醉（简称局麻）和椎管内麻醉。

每一种麻醉还有许多不同的形式和操作方法，麻醉医生会根据手术方式和患者自身状况选择最佳的麻醉方法。

## 74. 什么是全身麻醉？

麻醉医生可以通过呼吸面罩或气管导管给患者吸入全身麻醉药，也可以通过静脉途径给患者注射麻醉药。麻醉药物对中枢神经系统产生抑制作用，使大脑不能从神经系统接受任何的疼痛信号，患者表现为暂时神志消失、全身痛觉丧失、遗忘、反射抑制和骨骼肌松弛。麻醉药物对中枢神经系统抑制的程度与体内药物浓度有关，并且可以控制和调节。全身麻醉期间，麻醉医生会使用各种设备严密监测患者的**生命体征**和各重要脏器的功能，适当调整麻醉深度。这种对神经系统的抑制完全可逆，手术结束后停止使用麻醉药物，体内残存的麻醉药物就可以被代谢分解或从体内排出，患者的神志及各种反射就会逐渐恢复。

## 75. 全身麻醉对大脑会不会有损伤?

常有患者问麻醉医生“全身麻醉会不会损伤大脑影响智力或记忆力”？回答是不会。目前临床使用的所有全身麻醉药其作用都是短暂的、一过性的，即停止使用后经过短时间的代谢分解排出体外，其麻醉作用也会完全消失，更不会遗留中枢神经系统的任何伤害和不良反应。因此不必担心全身麻醉会损伤患者的大脑。

## 76. 通常所说的“全麻”或“半麻”指的是什么?

“全麻”即全身麻醉，医生将麻醉药物经静脉注入患者的体内，使患者在手术中完全失去知觉和痛觉，在患者进入睡眠状态后插入气管插管，吸入麻醉气体，并帮助患者呼吸。“半麻”包括：硬膜外麻醉、腰麻（蛛网膜下腔麻醉和腰硬联合麻醉）。“半麻”下患者是清醒的，如果患者希望睡着，也可以给予镇静剂。

## 77. 麻醉会有什么风险吗?

麻醉的风险性不仅与外科手术大小、种类、麻醉方法有关，而且还与患者术前的身体状况及有无内、外科疾病有关。实施麻醉会影响患者生理状态的稳定性；手术创伤和失血可使患者生理功能处于**应激状态**；外科疾病以及并存的内科疾病会引起不同程度的病理生理改变，这些都能增加麻醉的风险。因此“只有小手术，没有小麻醉”。麻醉医生的工作就是把这些风险降到最低。手术前会完善一些必要的检查和准备，将患者的身体调整到最佳状态；手术过程中会利用先进的仪器随时监测患者的**生命体征**，以保证麻醉安全。如发现由于手术、麻醉或患者原有的疾病产生威胁患者生命的问题时，医生会及时采取各种措施维持患者生命功能的稳定。

## 78. 为什么麻醉医生术前要访视患者?

为减少麻醉手术后并发症，增加手术安全性，麻醉医生需要在手术麻醉前对患者的全身情况和重要器官生理功能作出充分的评估，评定患者接受麻醉和手术的耐受力，并采取相应的防治措施，选择恰当的麻醉药物及方法，这都需要手术前对患者进行访视。麻醉医生在手术前需要了解的情况包括：

（1）病史：患者是否有心脏病、高血压、糖尿病、气管炎、哮喘、青光眼等疾病。

（2）过敏史：患者是否对药物（尤其是麻醉药）和食物过敏，**过敏反应**是否很严重。

（3）手术及麻醉史：患者是否接受过手术和麻醉？有无不良反应等。

（4）生活习惯：患者是否吸烟，每天吸几支烟，是否经常喝酒，睡眠好不好，等等。麻醉医生根据患者的不同情况制定相应的麻醉方案，同时向患者及家属解释有关的麻醉注意事项，回答患者提出的问题。签署麻醉知情同意书和决定术后镇痛方式也是在手术前访视时完成。总之，有效的手术前访视可以让麻醉医生对将要进行的麻醉做到心中有数，是患者麻醉安全的重要保证。

## 79. 术前化疗对麻醉有影响吗？

使用化疗药后会对身体各脏器产生毒性作用，主要表现为心脏毒性（心功能不全、心律失常、心电图改变等）、**骨髓抑制**、重要脏器功能损害（肝、肾、肺等）、**胃肠道反应**、**过敏反应**等，化疗药也会与麻醉药物产生相互作用，增加麻醉和手术的风险。不过患者不必担心，麻醉医生会根据患者的身体状态和所用的化疗药物制定相应的麻醉方案，以确保患者术中安全平稳。

## 80. 老年人与年轻人谁的麻醉风险更大？

一般来讲，处于相同环境中年龄越大麻醉与手术风险越大。与年轻患者相比，老年患者常合并糖尿病、高血压、心血管疾病、脑血管病等全身性疾病，这些**高危因素**会增加手术及麻醉的困难程度。对于老年患者，除非紧急手术，需要在手术前将患者的各项合并症尽可能控制在代偿良好的范围内，以降低麻醉风险。老年患者对于麻醉药的耐受程度、代谢排泄都要差于年轻患者，即麻醉的风险增加。但麻醉和手术的风险是由多种因素决定的，比如麻醉医生的经验、患者所就诊医院的综合实力等，所以手术风险应该结合环境因素综合判断，只要准备充分，给老年人做手术也可顺利完成。

## 81. 手术前要不要停用心血管药物？

手术前不要停止降压药及治疗心律失常的药物，手术当天早晨也要继续服用，这样有利于手术中维持患者的循环稳定，降低手术风险。围术期抗凝药的应用有严格的要求，应咨询主管手术医生和麻醉医生。

## 82. 什么是气管插管?

全身麻醉后患者的自主呼吸消失，为确保患者呼吸道通畅，需要在患者的气管内置入一根气管导管与麻醉机相接控制呼吸。气管导管通常从患者的口腔或鼻腔插入气管内，插管前麻醉医生会经静脉注射麻醉药物使患者意识消失、呼吸停止、肌肉松弛（临床上称为麻醉诱导），然后才行气管插管，所以患者对整个插管过程没有感觉，也不会感到难受。

## 83. 肺癌术后采用什么体位最好?

患者意识未清醒时要采取平卧位，头偏向一侧，以免呕吐物吸入引起呛咳或窒息。患者完全清醒后最好采取半卧位或坐位，主要考虑：①有利于胸腔内的气体和胸水由胸管排出，以预防胸腔感染；②有利于膈肌下降，增加肺部通气量。不可采取完全的侧卧位，因为如果患者采取完全术侧卧位，可能会压迫胸管，而且不利于术侧肺组织的扩张；如果患者采取完全健侧（未手术一侧）卧位，则不利于胸水由胸管引出。故患者平卧时若想变换体位，可以稍微向健侧倾斜，角度最好不超过45°。

## 84. 手术中是否需要输血?输自己家属的血是否更安全?

输血是一种治疗方法，当术中失血量达到输血指征时，可以给予适量的血液补充即术中输血。如果术中出血虽不少但尚未达到输血指征时，考虑到术后恢复的需要也可以适量输注，所以术中是否输血还得依照病情。通常情况下，失血量在自体血容量10%以内可不必输血；血容量减少在20%以内也不必输血，可补充适量的晶体溶液或胶体溶液；当失血量占血容量20%～50%时，在补充适量的晶体溶液或胶体溶液的同时，可输红细胞压积为70%的浓缩红细胞，使患者体内红细胞压积达到35%；当血容量减少在50%以上时，除输浓缩红细胞、晶体溶液或胶体溶液外，还可适量输白蛋白、血浆或新鲜全血，必要时可输用浓缩血小板。

直系亲属不能相互输血是一个医学常识，只是很多人都被电视剧里演绎的亲属输血剧情所误导。“献血法”中明确规定，为保障公民临床急救用血的需要，国家提倡并指导择期手术的患者自身储血，动员家庭、亲友所在单位及社会互助献血。对于亲友互助献血人们会有一个误区，就是患者献血之后，患者的血直接给患者的直系亲属用。事实上，亲朋好友参加互助献血之后，血站会规避直系亲属间相互用血。因为有时亲属间（如父母与子女）输血后并发移植物抗宿主病的危险性比非亲属间输血的危险性大得多。很多人觉得自己的亲人平时身体看上去很健康，这并不能真正代表亲人身体真的健康，有一些病症有很大的潜伏性，仅凭人们的肉眼根本无法判别。因此，患者输血治疗应避免使用亲属供者的血液，亲属献血后可由血液中心调剂使用。

## 85. 什么是麻醉恢复室？

麻醉恢复室又称为麻醉后监测治疗室，负责对麻醉后患者进行严密观察和监测，直至患者的**生命体征**恢复稳定。恢复室紧邻手术室，以便于麻醉医生或外科医生对患者的观察及处理，如发生紧急情况也便于送往手术室进一步治疗。

手术与麻醉都会在一定程度上扰乱人体的正常生理，特别是对那些术前一般情况较差、经受了全身麻醉或大型手术的患者。如果手术后患者存在麻醉未醒、呼吸和循环功能不稳定等需要持续监护的情况，将被送入麻醉恢复室。麻醉恢复室内配备有专门的麻醉医生、麻醉护士及齐全的设备，能及时实施有效的监测和抢救，使患者顺利度过手术后、麻醉后的不稳定时期，保障患者的安全。

## 86. 什么样的患者需要到重症监护室监护？

重症监护病房又称为ICU，重症监护病房是利用多种现代化设备及先进的治疗手段，如呼吸机、监护仪、输液泵、起搏器、冰毯、胃肠道外营养等治疗方法，对各种的危重患者进行密切观察，并辅以特殊的生命支持治疗，以提高危重患者存活机会的一个特殊治疗护理病区。ICU收治对象：原则上为各种危重的急性或慢性的可逆性疾病患者。主要包括：

（1）复杂大手术后，尤其术前有合并症（如合并心脏疾病、糖尿病、高血压等）或术中**生命体征**不稳定者（如循环呼吸不稳定、大出血以及手术创伤比较大可能出现并发症）的患者。

（2）心、肺功能衰竭的患者。

（3）发生各种类型休克的患者。

（4）有严重心律紊乱的患者。

（5）严重感染、败血症、感染性休克等**生命体征**不稳定的患者。

（6）器官移植术后的患者。

（7）各类急性脑功能障碍危重期的患者。

（8）严重营养及水、电解质及代谢严重失衡者的患者。

（9）因各种原因导致心跳呼吸骤停，心肺复苏后需进一步生命支持的患者。

（10）其他危重症需 ICU 监测和治疗的患者等。

## 87. 手术后会出现哪些状况？满足什么条件才能送回病房？

随着危重疑难患者施行复杂麻醉和手术的增加，手术的结束并不意味着麻醉作用的消失和主要生理功能的完全恢复，再加上手术麻醉期间已发生的循环、呼吸、代谢等功能的紊乱尚未彻底纠正，麻醉后仍有发生各种并发症的危险。麻醉、手术后的患者仍需要由经过专业训练的医护人员在麻醉恢复室进行精心治疗、护理，麻醉后常见的恶心、呕吐、疼痛、血压过高或过低等并发症才能得到及时处理。

全麻患者必须在完全清醒（意识清醒、肌力恢复）后，并且各重要**生命体征**平稳后才能送至病房。对于病情危重还需要手术后持续监护治疗的患者，必须送重症监护病房治疗。

## 88. 肺癌患者手术可能有哪些并发症？

肺癌手术后并发症多种多样，而且会出现谁都没见过的新的并发症，手术签字时通常会看到这样的一句话“其他不可预料的情况”，听着比较可怕。但是，从另一个角度看，肺癌手术后发生严重并发症的比率大约为4%，手术患者死亡的小于1%，所以也没那么可怕。肺癌手术后并发症主要包括以下几大类：

（1）手术范围内相关并发症

1）手术中和手术后的出血。

2）支气管残端愈合不良：支气管-胸膜瘘（支气管与胸膜腔之间出现连通）。

3）术后感染：包括肺部感染、胸腔感染、脓胸、肺膨胀不良，甚至肺不张。

4）手术范围内其他内脏器官的损伤。

5）胸腔淋巴漏：乳糜胸。

6）手术切口愈合不良等。

其中支气管-胸膜瘘和脓胸是非常严重的并发症。

（2）全身各器官功能不全和**电解质紊乱**：包括肺功能、心功能、肝功能、肾功能、胃肠功能等。器官功能不全通常会合并钾、钠等**电解质紊乱**和酸碱失衡。

（3）心律失常：常见心慌、乱跳，就是心脏各类早搏和心房纤颤。这是一类比较常见的并发症，如果不及时治疗，容易出现严重的情况。

（4）心脑血管和血栓性疾病：如急性心肌梗死、脑血栓或脑出血、肺动脉栓塞、下肢血栓形成等少见但非常危重的并发症。

## 89. 术后疼痛对患者有什么影响？常用的术后镇痛方法有哪些？

术后疼痛可引起患者心率加快、血压升高等症状；患者还可能因疼痛无法（或不敢用力）咳嗽导致肺部并发症；因疼痛导致胃肠蠕动减少造成胃肠功能恢复延迟；因疼痛导致肌肉张力增加、肌肉痉挛、机体活动限制等促使深静脉血栓的形成；疼痛还可导致失眠、焦虑、恐惧等情绪障碍。手术后疼痛控制不佳是发展为慢性疼痛的危险因素。

目前常用的术后镇痛方法是放置术后自控镇痛泵。术后自控镇痛泵给药途径有三种：①经静脉途径：通道接在静脉内给予镇痛药；②经硬膜外途径：通道接在硬膜外腔给药；③经皮下或经神经根途径：通道接在皮下或神经根给药。一般无需借助手控开关，自动开关给药即可满足患者需求。个别疼痛阈较低的患者可加用手控开关，根据疼痛的程度患者可自行按压手控开关增加镇痛药物的剂量。手术后自控镇痛泵更容易维持最低有效镇痛药浓度，且给药及时、迅速，基本解决了患者对止痛药需求的个体差异，有利于患者在任何时刻、不同疼痛强度下获得最佳止痛效果。

## 90. 术后为什么会出现发热？

通常在手术后3~5天内，患者体温会有轻、中度的升高（38℃左右常见）。这是机体对手术创伤的一种正常反应，一般不需要特殊处理。如果体温高于38℃或患者对体温升高感觉不适，可给予温水擦浴、酒精擦浴、冰袋冷敷等方法进行物理降温。一般在手术3~5天后体温可以逐渐恢复正常。但如果术后体温升高持续不降或术后3~5天体温恢复正常后又升高，则有可能是发生切口感染或其他并发症，医生会查找原因，并进行相应的处理。

## 91. 肺癌患者术后为什么要进行有效咳嗽？如何才能有效咳嗽？

开胸术后患者需要每1~2小时进行有效咳嗽，有以下几个目的：排出痰液，避免痰堵影响患者呼吸新鲜空气，预防肺部感染；促进肺脏的重新扩张：因开胸手术会使胸腔原有的负压状态不复存在，肺脏会受到大气压压迫不同程度地缩小，术后多进行有效咳嗽，有助于肺脏重新扩张。

有效咳嗽是以腹肌用力的咳嗽方式，深呼吸后屏住呼吸2~3秒，然后突然打开气道和口腔，胸腹联合用力进行爆发性咳嗽，连续咳嗽两下。

## 92. 肺癌患者术后如何预防感染?

患者住院期间需注意每日通风，上、下午各通风半个小时，保持室内空气新鲜流通；保持个人卫生；严格限制探视，减少感染机会；进食高蛋白、高热量以补充营养增强机体抵抗力；适当锻炼振奋精神、增强体质；通过有效咳嗽排出呼吸道内分泌物，预防呼吸道感染；避免胸腔引流管受压打折，保持胸管通畅有利胸水顺利排出，预防胸腔感染。

## 93. 肺癌患者术后为什么要留置胸管？需注意什么?

肺癌术后医生需在患者术侧胸腔留置胸管，以排出胸腔内积液（也称“胸水”）和积气，使肺组织扩张。当胸腔内积液每日排出量及手术侧肺组织膨胀程度达到要求时，医生即可将胸管拔出。

要注意引流管不能打折、牵拉，确保引流通畅。当患者下床活动时，可以用别针把引流袋别在病号服外，但要注意的是，引流袋的位置要低于引流管口，避免引流液反流造成感染。患者活动后回到病床，引流管要妥善固定，引流管的适宜长度以患者在床上能自由翻身活动后仍不易被拉出为宜。

## 94. 癌症患者术后护理需要家属帮助做点什么？

为了减轻和消除手术给患者身心带来的创伤，使患者尽快恢复正常生活及工作，在护理过程中，往往需要患者家属、亲友的配合及参与才能获得更好的效果，在以下几个方面患者家属都能积极发挥作用：

（1）心理护理：积极安慰和鼓励患者，认真倾听患者的倾诉，并给予支持和理解；帮助患者分散注意力，使患者放松情绪，如帮助患者按摩、锻炼、听音乐等；保持环境的整洁舒适，并始终陪伴在患者身旁。对有疑虑的患者，家属可配合医生讲解治疗的重要性，帮助其疏导心理。

（2）手术切口的护理：保持局部的清洁和卫生，避免伤口感染，伤口拆线前尽量避免碰撞挤压。发现伤口有感染、化脓、流血等情况时，应及时告知医护人员。

（3）各种引流管的护理：注意引流管是否通畅，在患者翻身或下床活动时则应固定好引流管，防治其脱落。当发现引流量、色、质发生变化时及时告知医护人员。

（4）饮食护理：术后饮食应严格遵守医护人员的嘱咐。对部分虚弱或胃肠功能不足的患者应采用少量多餐的方式。部分患者可根据需要给予**要素饮食**。

（5）早期活动：术后活动可以分床上活动和下床活动两种。床上活动主要是为患者翻身、拍背、按摩腿部或进行上下肢活动。为带有输液管或其他导管的患者翻身时应注意保护好导管，以免导管扭曲、折叠、脱落；下床活动应在患者的病情稳定后进行，在护士或陪护家属的协助下，先让患者在床边坐几分钟，无头晕不适时，可扶着患者沿床缘走几步，如患者情况良好，可进一步在室内慢慢走动，最后再酌情外出散步。

（6）保持口腔清洁卫生，预防并发症发生：刷牙或漱口是保持口腔清洁常用的方法。

## 95. 手术后如何才能有利于身体的康复？

癌症和其他疾病一样，有相当数量的患者是可以治愈的。对癌症不要过分恐惧和悲观，因为这样不但无助于治疗，相反，由于精神过度紧张和焦虑，寝食不安，会降低机体的抵抗力，对术后恢复不利。既然手术已经成功，手术后患者更应放下思想包袱，吃好、睡好，增强自身的抵抗力。

饮食方面也要做到荤素搭配，多补充蛋白质、维生素、矿物质等，使摄入的营养比消耗的多，以提高机体的抗癌能力。如果医生没有提出特别要求，原则上不必忌口，多吃富于营养的食物，如肉、鱼、蛋、豆类、谷类等，尤其要多吃新鲜蔬菜和水果，因其中含有丰富的维生素C，对抗癌有一定的作用。不要吸烟，不要喝酒，不吃酸、辣等刺激性的食物，不吃过冷或过热的食物。

由于手术常常是切除或部分切除了某脏器，对生理功能损伤往往较大，因此，恢复时间可能会较长。伤口愈合后，应适当进行锻炼，原则是量力而行，循序渐进，持之以恒。

## 96. 手术后为什么要早期活动？

由于手术创伤的打击，精神和体力的消耗，加之有的患者也害怕起床活动会影响伤口愈合，一般患者手术后都愿意静卧休息。其实，早期活动可使患者机体各系统功能保持良好的状态，预防并发症的发生，促进术后身体的康复，那么早期活动有什么好处呢？

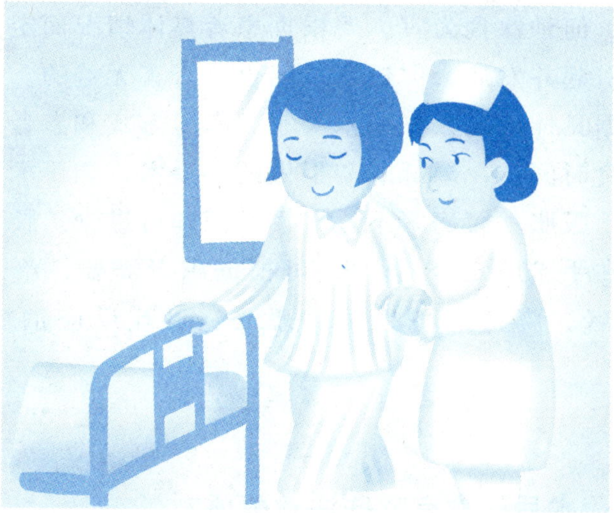

早期活动可以增加患者的肺活量，促进呼吸和肺扩张，可减少肺炎、肺不张的发生；促进血液循环，防止下肢静脉血栓形成；避免因肢体肌肉不活动而导致的肌肉萎缩；促进胃肠蠕动和排气，减轻腹胀和便秘；促进膀胱功能恢复，避免排尿困难；活动还可以增进患者食欲，利于身体康复。

手术后当天患者即可在床上进行深呼吸，四肢屈伸活动，在他人协助下翻身，次日可在他人的协助下床边扶坐，无不适可扶床站立，室内缓步行走。活动时要掌握循序渐进、劳逸结合的原则，逐渐增加活动范围和活动量。避免没有准备而突然站立。感觉头晕、心慌、出虚汗、极度倦怠时应及时休息，不可勉强活动。

## 97. 术后什么时候可以开始进食?

手术后饮食是否恰当关系到患者能否顺利恢复，手术后何时开始进食、何种饮食为宜，要根据患者具体情况而定。过早进食还有可能引起并发症，但进食过迟也是有害无益的。手术后进食时间应根据具体情况，如手术大小、麻醉方式和患者恢复情况决定开始进食时间。在局部麻醉下做的小手术，如手术后无明显恶心、呕吐、腹胀、腹痛等不适，手术后即可进食。腰麻和硬膜外麻醉患者在手术后6~8小时，可根据患者需要，给予饮食。全身麻醉患者，应待麻醉清醒，恶心、呕吐反应消失后，方可进食。

## 98. 术后饮食有哪些注意事项?

手术过后的饮食非常重要，稍有不慎不仅会影响患者的康复，还可能带来更多的损害，因此，手术后保持营养的均衡非常重要。外科手术过程中一般都有出血或组织液渗出，因此很可能会造成贫血及低蛋白质症，同时，疼痛、创伤及手术中的刺激会导致营养物质消耗的增加。所以手术后通过饮食保持营养均衡是术后伤口愈合、体质恢复所必需的。

在食物的选择上应注意保证食物的多样性。手术后要多进食营养价值比较高、清淡而又容易消化吸收的食物，尤其是**优质动物蛋白质**；其次是补充微量元素，尤其是锌与钾。锌是化学反应中的媒介，在促进蛋白（尤其是胶原蛋白）的合成中起重要作用；再次是各种维生素及纤维素的补充。它们可以增加抗感染的能力，而维生素A、维生素C、维生素E还可以促进伤口愈合；要避免食用猪油、动物内脏、鳗鱼，少吃肥肉及含胆固醇较高的海鱼等，还要避免烟、酒及浓茶等。

## 99. 什么是清流食、流食、半流食和软食？

清流食：又称清流质饮食，是一种限制较严格的流质饮食，包括水、米汤、稀藕粉、果汁、蛋花汤等。

流食：又称流质饮食，呈液体状态，包括稠米汤、牛奶、菜汁、豆浆、清鸡汤、清肉汤等。

半流食：又称半流质饮食，指食物呈一种半流质状态、纤维素含量少、容易咀嚼和消化、营养丰富的食物。半流质饮食有粥、面条、蒸鸡蛋羹、豆腐脑等。

软食：又称软质饮食，是指那类质软、粗硬纤维含量少、容易咀嚼和消化的食物。包括软米饭、馒头、包子、面条和各种粥类。肉类应剁碎，菜应切细。蛋类可用炒、煮和蒸等方法。水果应去皮，香蕉、橘子、猕猴桃等均可食用。

## 100. 哪些不良因素会影响癌症患者伤口愈合？

有人担心癌症患者许多天不能进食会影响伤口愈合，实际上影响伤口愈合的不良因素有很多，包括年龄（老年人伤口愈合速度慢）；伤口存在感染或污染；合并贫血（出血性及慢性）；营养状况（营养不良或肥胖、缺乏维生素A或维生素C，微量元素锌、铁或铜）；合并其他疾病（如肝硬化、血管性疾病、糖尿病、慢性肺病、尿毒症等）；药物史（特别是类固醇类和激素类药物）；放射线及化疗；缝合方法、引流、异物等；饮食调养情况（烟、酒、辛辣饮食）等。

## 101. 什么是下肢静脉血栓？

血液在腿部的静脉内不正常地凝结、阻塞管腔，导致静脉回流障碍，这就是下肢静脉血栓。由于患者手术时间长，术后患者需卧床，手术破坏了腹部一些血管，影响腿部静脉血回流到心脏等，这些都是造成下肢静脉血栓的原因。另外，还有一些原因容易导致下肢静脉血栓的形成，如恶性肿瘤、肥胖、血栓史、下肢静脉曲张、留置中心静脉导管等。

## 102. 下肢静脉血栓会有哪些表现？

一般可能出现的症状包括：①肿胀，发生血栓的一侧下肢可能会出现不同程度的水肿，有时水肿程度不严重，需要用卷尺测量才能发现；②疼痛或压痛（也就是在按压血栓部位时患者会感觉疼痛）；③静脉曲张，由于静脉血液回流受到阻碍，致使出现浅静脉曲张，一般发生在血栓形成后的1~2周。并非所有的患者出现下肢静脉血栓都会有明显、典型的症状。而根据静脉血栓发生在腿部静脉不同的部位，患者表现出的症状也有所不同。如出现这些症状建议患者就诊。

## 103. 下肢静脉血栓对患者有什么危害？

下肢静脉血栓如不及时治疗或治疗不当，可致患肢功能完全或部分丧失而致残；如果发生栓子脱离原发部位，则可引起急性肺栓塞（PE）而危及生命。下肢静脉血栓应早预防、早发现、早治疗。

## 104. 有什么方法可以预防下肢静脉血栓吗?

目前预防下肢静脉血栓的方法包括机械性预防和药物预防。机械性预防包括：按摩下肢、穿弹力袜和间歇性压力泵等，主要是通过促进下肢的血液循环来预防下肢静脉血栓。药物预防是指通过应用一些抗凝的药物来预防下肢静脉血栓，比如注射低分子肝素。医护人员会根据患者发生静脉血栓的可能性来决定采取哪些方法。

## 105. 手术中及术后有必要穿弹力袜吗?

手术创伤是下肢深静脉血栓形成的主要因素之一，手术后下肢深静脉血栓发病率可达10%~25%。下肢深静脉血栓可以引起患侧肢体的肿胀，但其更大的危害是容易引起肺动脉栓塞，阻塞了肺动脉主干或大的分支，可引起大面积肺梗塞，这是一种十分凶险的情况，患者常在数小时内死亡。因此，在西方发达国家，手术后预防下肢深静脉血栓形成已经成为常规内容。国外试验：把3000多例患者分成两组进行了对比研究，结果表明：手术后

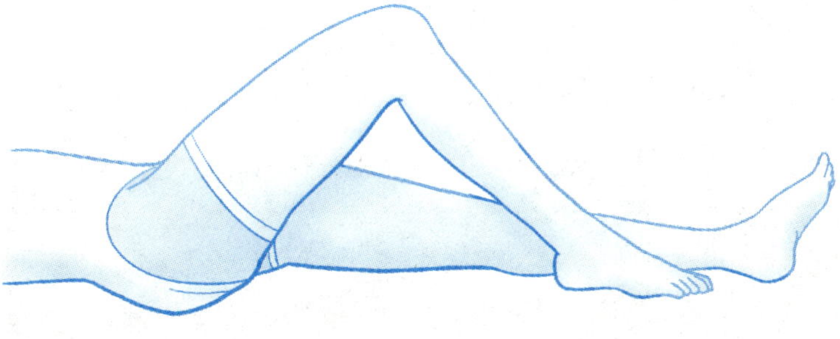

腿长型弹力袜

穿弹力袜的患者其下肢深静脉血栓形成的发病率仅5.6%，而不穿弹力袜的患者发病率可高达24%，由此可见，穿弹力袜有明显的预防下肢深静脉血栓形成的作用。所以对于肥胖患者以及具有高凝状态且要做手术的肺癌患者，应要求穿弹力袜。

## 106. 患者术后多长时间可以洗澡？

首先要看伤口的愈合情况，一般愈合良好，无红肿疼痛化脓等，拆线3~7天就可以洗澡了。洗澡时需注意水温适宜，不要用力揉搓伤口，伤口局部也不应浸泡时间过长，毕竟局部刚愈合伤口皮肤较薄，且长时间浸水容易引发感染，一般主张采用淋浴的方式，避免盆洗或泡澡。其次，要看患者身体恢复情况，毕竟洗澡需要患者能基本自理，体质弱的患者洗澡时需有人陪伴，且时间不宜过长。

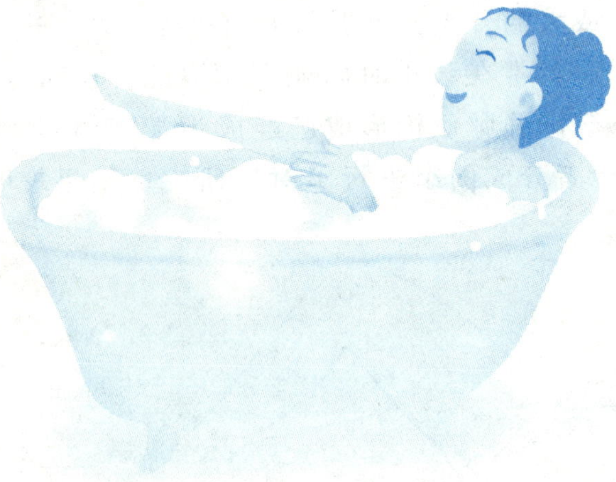

## 107. 肺癌患者手术出院后需要注意什么？

（1）认真遵照医生的出院医嘱和注意事项，尤其是后续治疗的时间。一般说来，手术后的辅助放化疗在术后1～2个月内开始。

（2）预防感冒：因为刚做完手术时患感冒，可能导致病毒性肺炎。

（3）适量的运动：术后1～2个月是快速恢复期，适量的运动能促进恢复。运动的原则是以身体能承受为度，不要勉强，运动量应逐渐增加。

（4）警惕可能出现的远期并发症：如果出院恢复期出现中-重度发热（超过38.5℃），或较明显地咳痰，或痰液有臭味，或有明显的气短等情况要和手术医生联系，回到医院做检查。

（5）定时回医院复查：手术后如果没有后续放化疗的患者，通常要求第一年内每3个月复查一次，第二到第三年每半年复查1次，三年后可以每一年复查1次。

## 108. 手术后为什么会有胸腔积液？

手术切除部分肺后胸腔就有部分空腔，有空腔就会有液体来填充，这就是胸腔积液（胸水）。另外，由于手术中胸膜受到损伤，在术后早期也会产生胸腔积液。术后胸腔会逐渐塌陷一点，但剩下的未被切除的肺会代偿，逐渐膨大，因切除肺叶所腾出来的空腔就会渐渐变小，胸腔积液也就慢慢被吸收、减少。

术后胸腔积液并不一定代表肿瘤进展，可以请医生检查并解答。

## 109. 肺癌手术后还应该进行哪些治疗？什么时候开始？

术后选择合适的治疗方案应结合患者的病期、病理类型、有无并发疾病、年龄以及个人意愿等因素综合考虑后再制定治疗方案的细节。

肺癌是一种全身性疾病，不是单纯的肺部疾病。非小细胞肺癌患者手术治疗只是综合治疗的一部分，大多数肺癌患者手术后都需要辅助化疗。手术只是解决了肺部的最突出问题，但对于可能散布全身的零星的癌细胞是无能为力的，术后辅助化疗便可以杀灭他们，尤其对于部分非小细胞肺癌而言，能够进一步延长生存时间。但是每个患者都适合做化疗吗？比如说如果肿瘤小于3厘米，而且没有向周围生长，没有肺门和纵隔淋巴结转移，可以称之为早期肺癌（Ⅰ期）。这样的非小细胞肺癌患者手术后选择化疗不仅不能延长寿命，反而会因化疗的毒副反应影响生活质量，因此这类患者手术后不需化疗。此外，由于老年患者骨髓及各脏器功能逐渐衰退，不易从化疗引起的**骨髓抑制**、**胃肠道反应**中恢复，那么就需要对75岁以上的老年患者术后治疗更加的慎重。但对于大多数Ⅱ、Ⅲ期的非小细胞肺癌患者，手术后仍需要化疗，因为研究显示这些患者可从术后辅助化疗中获得生存益处，降低了术后复发，延长了远期生存。一般而言，只要没有特殊情况，手术后4～6周（国外术后8～9周）可以开始辅助化疗。

对于手术切除的组织标本中发现有纵隔淋巴结转移，或手术切缘见肿瘤残存的患者，只进行辅助化疗是不够的，还需要辅助放疗的帮助。研究发现这部分患者可以从辅助放疗中获益。但对于没有纵隔淋巴结转移，或手术切缘未见有肿瘤的患者来说，放疗并没有带来益处，无须每个患者都做放疗。

患者做完每一个阶段的治疗都不要忘记向大夫咨询是否需要下一步治疗。

## （三）放射治疗

### 110. 什么是放射治疗？

简单来说，放射治疗就是利用放射线能杀死肿瘤细胞的基本原理来治疗肿瘤。目前，用来治疗肿瘤的放射线主要有高能量的X射线、高能量的电子射线（β射线）以及最常用来做近距离治疗的伽马射线（γ射线）。这些射线进入到肿瘤内通过损伤肿瘤细胞核内的DNA，导致肿瘤细胞死亡，从而达到治疗肿瘤的目的。

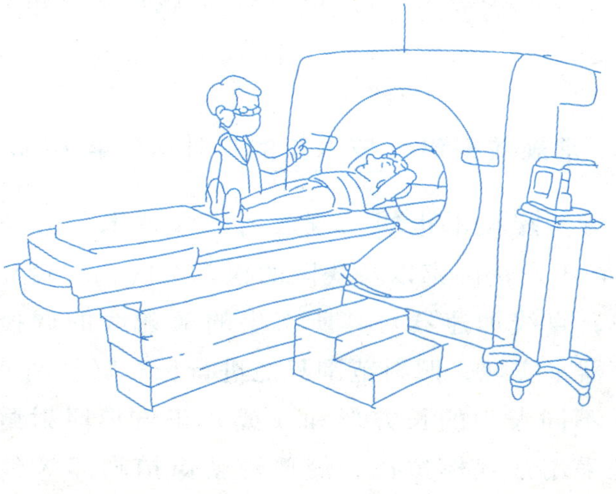

## 111. 放疗和核辐射有关系吗？

生活中我们会经常听到核辐射这个词，比较熟悉的有二战期间在日本广岛和长崎爆炸的原子弹造成的核辐射，2011 年发生在日本福岛核电站泄漏产生的核辐射，以及前苏联切尔诺贝利核电站爆炸事件导致的核辐射。这些核辐射事件导致了很多人死亡，幸存者中许多人后来患了肿瘤，并造成了严重的环境污染。这些事件都令人心生恐怖，以至于有些人谈“核”色变。

放射治疗的射线和核辐射完全是两码事，首先它的辐射源与核电站或原子弹的不一样；其次，医疗上的放射线和放射源都是可控的，它的储存、应用都有严格的管理制度保证安全，不会对患者、操作人员以及公众产生类似核辐射的危险。此外，目前大多数肿瘤治疗中心应用的放射治疗外照射机器都是直线加速器，只有在接通电源的情况下才产生射线，而且这些射线受到非常好的控制，操作人员、公众都是非常安全的。当然，在需要接触这些射线时，操作人员会告诉患者如何进行必要的防护。所以，大可不必在医生告知需要进行放射治疗时而感到紧张和害怕。

## 112. 常规放射治疗技术指的是什么？存在哪些问题？

常规放射治疗技术也叫二维放射治疗技术，已经应用了近 100 年，现在不发达国家以及我国的很多医院仍在使用。这种技术较为简单，直线加速器对其所产生的 X 射线的调控通过一对或两对准直器来实现，照射范围只能进行长和宽的调节，也就是说只能产生不同大小的长方形和（或）正方形**照射野**。而其定位技术也是采用常规模拟机，简单说就像拍胸部 X 线正、侧位片一样，将需要治疗的部位拍一张正面像和一张侧面像。在这两张定位片上，医生看到的肿瘤与周围组织的关系是由投影所构成的，真正的关系无法在放射治疗中体现。医生在这两张照片上将肿瘤和需要照射的范围画出来。但肿瘤生长的范围并不规则，而加速器产生的**照射野**只能是长方形或正方形，为了适应不同形状肿瘤的治疗，放射治疗学家想出了用铅块挡掉不需要射线的方法。由于只能在正、侧位两个方向上对**照射野**进行修饰，所以我们把它称之为二维照射技术。从临床实践结果来看，常规放射治疗技术可以治疗肿瘤，但是在杀灭肿瘤的同时大量的正常组织也受到损害，导致了相应的放疗并发症，有些放疗晚期并发症甚至非常严重，对患者生活质量的影响比较大。同时，由于肿瘤形状的不规则与正常组织有重叠，为了避免产生不能接受的并发症，有时不得不减少照射剂量，致使肿瘤组织无法获得足够的照射剂量而导致肿瘤局部控制率下降以及增加照射后肿瘤复发率。

## 113. 什么是放疗的定位和CT模拟校位？

放射治疗利用射线杀死肿瘤，非常重要的一点是需要知道肿瘤在身体的哪个部位，周围有些什么样的结构，他们和肿瘤组织是什么样的相对位置关系？其中哪些是非常重要的，是必须要保护的，患者采用什么样的体位比较舒服，而且适合放射治疗的要求，用什么方法固定能够保证患者在每次治疗时的位置一致，了解这些内容的过程就是定位的过程。定位方法有两种，一种是常规模拟机定位，一种是CT模拟机定位。常规模拟机定位获得的是患者需照射部位的正、侧位影像；而CT模拟定位获得的是患者需照射部位的断层图像，再经过计算机处理后，可以获得整个需照射部位的三维立体图像，非常逼真的还原肿瘤和周围组织的关系。现在大多数放疗中心采用 CT 模拟定位。

## 114. 放射治疗的流程是怎样的?

放射治疗是一个系统工程，需要做大量的工作，一般把整个放疗过程分成三个阶段：第一阶段为准备阶段，第二阶段是放疗计划设计阶段，第三阶段是放射治疗的执行阶段。

准备阶段需要完成的工作：确定肿瘤分期，明确肿瘤范围。做好放疗前准备工作，如头颈部放疗前需做口腔处理，肿瘤合并有感染者也需要控制感染，如全身应用抗生素或者局部双氧水漱口等。如果有其他影响放疗的合并症也需要先治疗纠正。

计划设计阶段：完成患者 CT 模拟定位、靶区勾画和放疗计划的计算，放射治疗计划的验证。

放射治疗的执行阶段：放射治疗开始执行，每周需要对治疗位置是否正确进行验证，并对患者的肿瘤和正常组织进行检查，观察疗效，如有反应给予相应的处理。

## 115. 什么是放疗计划设计?

简单地说，放疗计划就是物理师设定如何利用射线来满足医生规定的靶区和正常组织所接受的剂量要求的过程。

放射治疗计划尤其是调强放射治疗计划的设计是一个非常复杂的过程。需要有经验非常丰富的专业人员和先进的计算机计划系统。现在的计划系统大多是逆向设计计划，在强大的计算机系统的辅助下制定出最优的计划，最大限度地满足对肿瘤照射剂量的要求和对正常组织的保护。

## 116. 什么是调强放射治疗技术？

近些年新开发的调强放射治疗技术能够解决对肿瘤照射剂量的要求及保护正常组织。调强放射治疗需要用高级计算机来控制加速器的多叶光栅中的每一个叶片，在治疗过程中，这些多叶光栅的叶片可以独立运动。在完成一次治疗之后，可以同时给予不同区域所需要的不同剂量，这就是剂量强度调节，简称调强，适形在这个技术中是基本条件。有了能够做调强适形放疗的加速器，还需要解决**照射野**方向的问题，这需要功能强大的计算机计划系统从各个方向上去计算，从中挑出最好的**照射野**方向，这叫逆向调强放射治疗计划。也就是说，我们先确定肿瘤治疗的剂量，让计算机帮我们选择治疗的最佳**照射野**的方向以及各个方向上最佳的剂量。由此可以看出，调强放射治疗技术比三维适形放射治疗技术要求更高，肿瘤所接受的照射剂量分布更加适形，更容易得到足够的控制剂量，同时对正常组织保护也更好，患者获益也更多。

## 117. 调强放射治疗为什么准备时间较长？

调强放射治疗技术先进，但也非常复杂，对设备、医生都有很高的要求。调强放射治疗是非常精确的治疗，也就是说，哪里有肿瘤就需要照射到那里。因此，医生要花大量的时间和精力去搞清楚哪里有肿瘤，这需要有高超的技术、丰富的专业知识和临床经验。医生需要花时间对患者病变部位的 CT/MRI 图像进行仔细地阅读、测量，看看肿瘤生长在哪个部位，破坏了哪些结构和组织。在明确肿瘤的范围和淋巴结转移的状态后，医生要确定哪些地方需要照射和保护，这就是医生通常说的画靶区的工作，这个工作也是一个费时费力的工作。医生需要在患者的定位CT图像上画靶区，并在每一层上把需要照射的肿瘤组织、需要保护的正常组织都勾画出来，在一个层面上有时需要画十几种结构，这也需要大量的时间。在靶区勾画完成后，还需要物理师根据医生的要求设计出照射方案，也就是通常所说的放疗计划，这个过程中需要处理的参数有上万个，目前非常先进的计算机计算一遍也需要几十分钟的时间，而一个计划通常需要计算很多遍。例如，对高要求的计划，物理师会先对同一个患者做10个以上的计划，然后从中优选出最好、最满意的计划以供医生评价和选择。在最好的计划被物理师和医生选中后，还需要在假人身上先检验一遍，进行剂量检查，看看是否真的如计划所显示的一样，这个过程叫计划验证，只有通过了验证的计划才能用来给患者实施治疗。

由此可以看出调强放射治疗技术的先进性和复杂性，就不难理解需要等待的时间较长了。只有把靶区画准确了，计划做好了，才能收到最佳的效果。中国有句古话“磨刀不误砍柴工”就很形象的说明了这种等待是非常必要的。

## 118. 应用放疗根治肿瘤需要满足哪些条件？

放射治疗杀死肿瘤细胞，治愈肿瘤需要满足以下几个条件：治疗的位置要准确；照射肿瘤的放射剂量要足够；照射肿瘤的放射剂量分布要好；对身体正常的组织要有很好的保护。以上这几点也是放射治疗肿瘤的基本原则。放射治疗医生从放射治疗学科建立之初就认识到了这几点，而且一直在努力地实现这些目标。但是，由于机器制造技术和计算机控制技术的限制，放射治疗经历了常规放射治疗技术、三维适形放射治疗技术、调强放射治疗技术和图像引导调强放射治疗技术等阶段。而且，这种进步是加速发展的，常规放射治疗技术已经有100多年的历史了，最近二十年，后三种技术迅速发展，并且在世界范围内迅速推广。

## 119. 什么样的患者不能耐受放疗?

在以下两种情况下医生会认为患者不能耐受**根治性放射治疗**：患者的自身情况差，体能状况评分小于60分；患者伴有严重的内科疾病，而且疾病本身比肿瘤对生命更具有威胁时，比如严重的心、脑血管疾病等。

## 120. 放疗适合治疗哪些肺癌患者?

经过近几十年放射治疗理论和技术的迅速发展，目前放射治疗已经在肺癌的治疗中占有非常重要的地位。具体如下：早期无法手术、拒绝手术的患者行立体定向放疗——目前已经有多项研究表明：长期生存率和局控率不劣于手术治疗；已手术的非小细胞肺癌患者如有以下情况：肿物累及胸壁、术后病理证实切缘阳性、有多枚纵隔淋巴结转移以及 $N_1$ 根治术后伴有**预后**不良因素患者的术后放疗；局部晚期非小细胞肺癌患者；局限期小细胞肺癌患者以及全身情况控制良好的广泛期小细胞肺癌患者；合并脑转移、骨转移等晚期肺癌患者的姑息性放疗。

## 121. 什么是术前放疗或术前同步放化疗?

有一部分肿瘤体积较大（通常称局部晚期），有些肿瘤的生长部位影响手术实施，尽管手术能够切下来，但往往会出现手术切缘离肿瘤的安全距离不够，或者是组织缺损非常大，严重影响患者的美容、外观及重要功能，如说话、吞咽食物、看东西等。对于这些情况肿瘤综合治疗组会提出讨论，利用放射治疗能够使肿瘤缩小甚至根治肿瘤，先行放射治疗，以缩小肿瘤，提高手术切除率。放射治疗能够降低肿瘤细胞活性，减少手术中肿瘤细胞**种植**的机率，提高生存率，提高器官功能保全机率的效果。

近些年，化疗的作用在某些肿瘤中得到重新认识和评估，如对于肺癌术前同步化疗比单纯术前放疗可能更好些。是否实施术前放疗或术前同步放化疗需要视具体肿瘤情况而决定。

## 122. 小细胞肺癌什么时候开始放疗?

放疗对于小细胞肺癌患者的帮助主要应用于局限期患者。局限期小细胞肺癌是指病变局限在一侧胸腔内。主要治疗方式是放化疗联合治疗，首选同步放化疗。但对于病变范围较大，而不能直接做放疗的情况下，可以先行1~2个周期化疗，待肿瘤获得一定程度缩小后再进行同步放化疗，以尽可能降低放疗对正常组织的照射剂量，减少毒性反应。目前研究认为，在患者一般情况允许下，放疗加入综合治疗越早对小细胞肺癌患者越有利。对于广泛期小细胞肺癌患者，放疗的加入时机不能一概而论，需要根据患者化疗后的疗效情况判定。

## 123. 为什么部分小细胞肺癌还需要预防性脑放疗?

预防脑照射简称PCI，主要适用于小细胞肺癌。预防性脑放疗的原因是：目前较强证据显示该组人群放化疗结束后接受PCI能够降低脑转移的风险，并且能够延长生存时间。小细胞肺癌

PCI的适用人群为治疗后肿瘤完全消失或者缩小30%以上的小细胞肺癌的患者，通常PCI需3周时间。对于非小细胞肺癌，PCI的研究正在进行中，尚无肯定结论。

## 124. 放疗过程中会出现哪些身体反应？

放射治疗过程中身体出现的反应有全身和照射局部反应两种。全身反应包括恶心、食欲下降、疲乏，有时候会出现血象的下降。局部反应则与照射部位有关，如照射部位的皮肤反应。因具体病变、照射范围、患者身体情况不同，出现的局部反应、轻重程度也不相同，不能一概而论。如照射胸部可能会导致肺炎、气管炎、食管炎等并发疾病的发生。

## 125. 放疗中肺癌患者如何配合治疗？

肺癌患者在治疗开始后仍要与医生积极沟通、配合，以确保按照预期完成治疗，以下几个方面尤为重要：

（1）医生每天查房时向其汇报过去一天的治疗情况。

（2）如有任何不适及时与医生沟通，医生的解答和相关的处理会非常有帮助。

（3）每周至少完成一次血液检查，并监测体重。

（4）听从医生的建议，勿擅自处理各种不适。

## 126. 放疗期间不想吃饭怎么办？

放疗的全身反应中会出现食欲下降，不想吃饭，严重时见到饭菜就想吐（这种情况少见）。还有些患者放疗过程中需要接受化疗，这还会加重全身反应。这种情况下，首先要从思想上战胜自己，树立克服困难的信心；其次，医生会给予一些改善食欲、减轻放疗/化疗副作用的药物。最后，经常变换食物的种类和口味，从感官上增加食欲。

## 127. 放疗中营养支持为什么特别重要？放疗中什么食物不能吃？

放射治疗时间长，受到照射的组织较多，如胸部肿瘤放疗时会出现食管炎等症状。同时，放射治疗的全身反应还有食欲下降，这种情况下患者吃不下饭，导致营养不佳。营养不够的危害非常大，主要表现在由于进食减少，营养不足，身体合成红细胞、血红蛋白的原料减少，出现贫血；贫血会引起血液运送氧气的能力下降，肿瘤会因此而缺氧，而缺氧的肿瘤细胞对放射线非常抗拒，从而影响疗效；由于营养欠佳，身体抵抗力下降，易感染、感冒等，这甚至需要中断放疗而影响疗效；身体抵抗力和免疫力下降后，抵御肿瘤细胞侵袭的能力下降，容易出现远处转移，总体治疗效果下降；由于营养不良，会出现体重下降，造成肿瘤与周围健康的组织的相对关系发生改变，导致肿瘤和正常组织的放疗剂量与事先计划的剂量不一致，从而造成肿瘤控制率下降或正常组织损伤加重。因此，接受放射治疗的患者在治疗过程中以及治疗后一段时间（急性反应恢复期）的营养支持非常重要，患者一定要克服困难，尽可能保持体重。

放疗过程中，对食物的种类没有特殊要求，以**高蛋白、易消化和易吸收的食物**为主，一般忌食辛辣食物。对胸部肿瘤患者，食物要求软，不宜吃带骨和坚硬食物，以免损伤口腔或食管黏膜，加重放疗反应等。

## 128. 置入营养管影响放疗吗？

通常情况下置入的营养管对放疗的疗效没有影响，而且由于置入了营养管，营养供应得到了保证，患者身体情况会改善，抵抗力会增强，有提高疗效的作用。

## 129. 放疗期间白细胞减少需要停止治疗吗？

放疗期间白细胞下降的情况比较常见，但多数患者白细胞下降的程度都比较轻微，而且下降过程也比较缓慢，对治疗的影响较小。还有些患者在放疗前或者放疗期间同时接受化疗，这种情况下对血象影响较大，有时会出现Ⅲ～Ⅳ度的**骨髓抑制**，白细胞数会减少到很低。这种情况下，医生会给予药物治疗，患者也要加强营养供给，尽快恢复白细胞/血小板的水平，纠正贫血状况。如果血液学毒性达到Ⅳ级应该停止放疗，并使血象尽快恢复，同时避免感染。

## 130. 接受放疗期间能和亲人接触吗？

肿瘤不是传染病，不会传染给周围的人。体外照射的放射线以及**后装放疗**的放射线不会在患者体内存留，也不会发生辐射污染。接受放疗的患者可以和亲人接触，而且与亲人在一起会让患者感受到亲情，充满温暖，增加战胜疾病的信心。

## 131. 什么是放射性肺损伤？

放射性肺损伤是胸部肿瘤放疗常见并发症之一，发生率为30%~37%，如果包含有影像学等征象而且无明显临床表现者，这一比例可高达39%~95%（平均73%）。放射性肺损伤包括放射性间质性肺炎及后期发生的放射性肺纤维化。诊断依据包括：有接受放射性治疗的病史，发热、咳嗽、胸闷等临床表现，可伴发放射性食管炎、皮肤及肋骨的损伤，胸部影像学的异常表现。

## 132. 如何治疗放射性肺炎？

（1）吸氧、祛痰、应用支气管扩张剂。

（2）应用肾上腺皮质激素：泼尼松（强的松）每天30~60mg，2~4周减量。

（3）可酌情应用抗生素。

（4）阻止肺纤维化形成。

（5）中医中药治疗：宜益气养阴，清热解毒，宣肺止嗽，活血化瘀。

## 133. 什么是放射性食管炎？

放射性食管炎常发生于肺癌及纵隔等胸部恶性肿瘤的放疗过程中或之后，可引起食管神经肌肉的损伤，导致食管的蠕动减弱、甚至消失。放射线量越大，食管损伤会越明显。

放射线本身的电离作用可使食管上皮细胞损伤、坏死，食管蠕动的减慢，有害物质通过食管时间延长，加重了食管损伤；放疗还可引起机体白细胞减少，机体免疫力减低，从而引起食管感染，出现食管的炎症性改变。

一般来讲，放射性食管炎会有以下典型的症状：咽下疼痛或胸骨后疼痛，常于放疗后1周或数周内出现，一般症状较轻；严重者可出现胸部剧痛、发热、呛咳、呼吸困难、呕吐、呕血等。

## 134. 如何处理放射性食管炎？

放射性食管炎是指由于放射性对于食管黏膜的损伤而正常组织没有完全修复，而导致患者出现以吞咽不顺、吞咽疼痛甚至完全无法进食为主要症状的并发疾病。在放疗最初、放疗20Gy剂量、放疗40Gy以及放疗后程都会出现。

轻度吞咽不顺的患者可以口服润喉片，饮用清热解毒的胖大海、金银花、冰糖等混合冲剂。重度影响进食，患者需要在医生指导下完成相关药物治疗。

放射性食管反应绝大部分在放疗结束后3周可缓解。

## 135. 照射区域皮肤会有哪些变化？

放疗期间，照射区皮肤因射线影响会出现一定的放疗反应。其反应程度与照射剂量、照射面积、部位等因素有关。一般在放疗开始2~3周出现，接受治疗范围的皮肤会变红，像暴晒后反应一样，皮肤出现干燥、发痒、轻微红斑、毛发脱落等情况。随着放疗继续，症状会逐渐加重，如色素沉着、**干性脱皮**、红斑区域皮肤疼痛，部分患者发展为皮肤皱褶处出现湿性脱皮。不过，患者不用担心，在放疗开始前医生和护士会介绍照射区皮肤保护的相关知识。

## 136. 放疗期间如何保护患者的皮肤?

放疗期间可通过以下几个方面保护好**照射野**皮肤：要保持**照射野**皮肤清洁、干燥，减少物理及化学性的刺激；可用清水温和的清洗；避免用碱性肥皂，更不能按摩和用力揉搓；避免使用酒精、碘酒、胶布及化妆品；避免冷、热的刺激；充分暴露照射部位的皮肤，不要覆盖或包扎，如出现瘙痒不要抓挠，避免人为因素加重反应程度。当皮肤出现脱皮或结痂时，请不要剥离；剃毛发时使用电动剃须刀，避免造成局部损伤。

## 137. 放疗期间患者能洗澡吗? 有哪些注意事项?

放疗期间患者可以洗澡。应使用比较温和的沐浴液，并注意保护好医生在患者皮肤上画的标记，标记线会随着时间逐渐变淡，尤其在夏天，更容易变的不清楚。患者在洗澡前先看看标记线是否清楚，如果不清楚应先找医生重新画一下再洗澡。洗澡时动作要轻柔，不要用力揉搓放疗区域的皮肤，水温不宜过高。

## 138. 放疗期间患者应如何穿着?

放疗期间建议患者穿柔软宽松、吸湿性强的纯棉类内衣；避免穿着粗糙及化纤类衣物，以减少照射区域皮肤的摩擦和刺激。

颈部接受放疗最好穿无领开衫，便于穿脱；勿穿立领衬衫，男士不宜打领带，以减少颈部皮肤摩擦刺激。

因照射区皮肤非常敏感，应避免强烈的阳光暴晒及冷风吹袭，患者在外出时注意防晒（遮阳伞）和保暖（柔软围巾）。

总之，放射治疗后皮肤会比以前脆弱得多，需要长期特别呵护。

## 139. 放疗会引起脱发吗？

头颈部接受放疗，其范围内的毛发会发生脱落，通常在治疗开始 2 个星期后逐渐出现，大部分脱发只是暂时的。患者不用担心，一般治疗结束后 2~3 个月毛发会逐渐长出。

## 140. 有糖尿病的患者会增加放疗的风险吗？

糖尿病是一种常见病，很多患者在诊断癌症时已经合并有糖尿病，糖尿病会影响放疗疗效吗？会增加放疗副作用吗？

回答是一般不会影响放疗疗效。首先，糖尿病是能控制的，有些患者患糖尿病多年，但一直控制得很好。即使是刚刚诊断的糖尿病，也有办法把血糖控制在正常范围内。

伴有糖尿病患者的正常组织对放疗较为敏感，放疗反应可能会稍微重一些。医生在治疗过程中会密切关注患者的反应，给予积极的处理，保障患者能够顺利完成治疗。

有血糖仪的患者可以增加监测血糖的频率，及时了解血糖控制情况，并告诉医生，协助控制好血糖。

## 141. 放疗后的日常生活需要注意什么？

肿瘤患者接受治疗后的日常生活中应注意以下几点：

（1）保持良好的心态和积极的生活态度，相信自己能够康复和彻底战胜肿瘤。

（2）保持良好的生活习惯，正常作息，不过度疲劳。

（3）坚持适当锻炼，强度以不感到疲劳为原则。

（4）加强功能锻炼。

（5）定期到医院进行复查。

## 142. 放疗中为什么要进行中期疗效评价？

肿瘤放射治疗的疗效与几种因素有关，第一是肿瘤本身的因素，比如肿瘤病程的早晚、肿瘤生长方式、破坏了哪些结构，与重要组织（如脑干、脊髓、眼睛、视神经等）的关系以及肿瘤对放射治疗和化学治疗的敏感性等；第二是患者因素，患者的身体强壮与否、年龄、有没有合并症、能不能耐受放射治疗等；第三是治疗相关因素，比如治疗的位置是否准确、剂量是否足，放射治疗是否有调整的可能。

对患者来说，第一、第二以及第三种因素的前部分基本上是固定的。放射治疗有三个主要影响疗效的因素，即总剂量（控制肿瘤需要的剂量）、分次剂量（每天照射的剂量）和总的治疗时间（治疗天数）。他们的关系是总剂量=分次剂量×治疗天数。从这个关系来看，如果总剂量确定了，其余两个因素中只要有一个变了，另一个就会跟着改变。总剂量与肿瘤的期别、大小（体积）有关，通常在治疗前会确定好。那么，分次剂量的大小对肿瘤的影响关系有多大？需不需要调整？调整的依据是什么？一般来讲，对放射抗拒的肿瘤，分次剂量大一点效果较好，当然不能无限大，太大了会伤及周围正常组织。

怎样判断肿瘤对放射治疗抗拒或是敏感，现在还没有绝对准确的办法在治疗前就测定出肿瘤对放射是否敏感，有些方法可以提供些参考。那怎么办呢？有一句话说得好“实践是检验真理的唯一标准”。肿瘤治疗了一段时间后，根据肿瘤缩小的情况可以帮助我们判断是否敏感，为了保证放疗方案可行，在放射治疗4~5周时进行中期复查就显得非常重要了，中期检查可以帮助确定患者是否需要调整单次剂量，甚至能预测治疗结束时是否有肿瘤残存的可能，是否需要增加照射剂量。

还有一种情况，肿瘤在治疗前非常大，而且对放射治疗比较敏感，这些变化从每周一次的体格检查中能够初步看出来，这种情况更有必要进行中期疗效评价，甚至更早些时候的疗效评价。根据具体情况做适当调整，有助于更加准确地照射肿瘤，更好地保护正常组织，使患者获得到更好的疗效和提高的生活质量。

### 143. 放疗后如何复查？

肿瘤患者接受放疗后须要定期复查，其具体要求是：一般在放疗后1个月复查，观察肿瘤缓解情况和正常组织恢复情况，以后2年内每3个月复查一次，2年以后每半年复查一次，5年以后每1年复查一次。有复发征兆或异常情况出现时，应及时到医院进行复查。

复查的项目与治疗时的检查项目基本一致，有特殊提示时会给予一些特殊的检查。

## （四）内科治疗

### 144. 什么是化疗？

化疗是化学药物治疗的简称，是用化学合成药物治疗肿瘤及某些自身免疫性疾病的主要方法之一。化疗药物有较大的不良反应，好似中医的“以毒攻毒”。这类药物主要基于肿瘤细胞较正常细胞增殖更快的特点，通过直接破坏肿瘤细胞的结构或阻断细胞增殖过程中所需的物质来达到杀伤肿瘤细胞的目的。故而不仅对肿瘤组织，对正常细胞和机体免疫功能等也有一定程度的损伤，可导致机体出现不良反应。

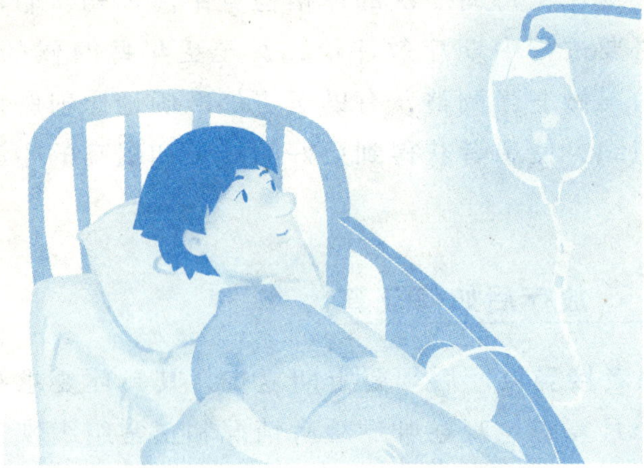

## 145. 抗肿瘤化疗药物有哪几类？

按照作用机制抗肿瘤化疗药物通常分为六大类：

（1）烷化剂类：此类药物作用于细胞的DNA，导致肿瘤细胞死亡。如氮芥、卡莫司汀（卡氮芥）、环磷酰胺、白消安（马利兰）、洛莫司汀（环己亚硝脲）等。

（2）抗代谢类：此类药物对核酸代谢物与酶结合反应有相互竞争作用，通过影响与阻断核酸的合成，进而导致肿瘤细胞死亡，如氟尿嘧啶、甲氨蝶呤、阿糖胞苷、巯基嘌呤等。

（3）抗生素类：有抗肿瘤作用的抗生素类药物，如放线菌素D、丝裂霉素、博来霉素、多柔比星（阿霉素）、平阳霉素等。

（4）生物碱类：主要通过干扰细胞内纺锤体的形成，使细胞停留在有丝分裂中期，如长春新碱、长春碱、羟基树碱等。

（5）激素类：能改变内环境，进而影响肿瘤生长，有的能增强机体对肿瘤侵害的抵抗力。常用的激素类抗肿瘤药物有他莫昔芬（三苯氧胺）、雌激素、黄体酮、雄激素、甲状腺素、地塞米松等。

（6）其他：不属于以上诸类，如甲基苄肼、羟基脲、顺铂、卡铂等。

## 146. 什么是化疗方案？

当医生给肿瘤患者实施化疗时，会针对不同的肿瘤类型、患者的身体状况和既往的治疗情况来选择合适的方案进行治疗，选择一种或几种化疗药物的联合应用称之为化疗方案。

为什么将几种药物联合应用呢？肿瘤细胞在其生长过程的各个时期会出现分裂、增殖，有的药物能对肿瘤细胞分裂、增殖过程的多个时期都发生作用，而有的药物则只对其中某一个时期发生作用。很显然针对肿瘤细胞采用联合使用多种化疗药物可以产生比单个药物更高的疗效，同时可以分散各个药物不同的不良反应。因此，医生会考虑药物对肿瘤细胞的杀伤力、药物的毒性及患者身体的耐受情况，选出最优的化疗方案进行治疗。

## 147. 应该如何选择进口药物和国产药物？

进口药物和国产药物都是经过国家药监局批准的正规药物，只要是同一种药物，其成分是一样的，理论上起的作用也应该是一样的。在仿制药品用于临床前，有关部门会做试验比较国产药物与进口药物的疗效与不良反应，理论上没有明显差别，否则就不会被相关部门批准在国内使用。经常发现患者或家属给予进口药物特别的含义，究竟怎么选择患者有很大的发言权，可根据自己经济状况或其他因素来选择。

## 148. 医生建议化疗，是否就说明癌症已经到晚期了？

几乎所有做完局部治疗（手术、放疗）的肺癌患者都需要接受化疗，这是否意味着就是癌症晚期了呢？不是的，准确地说，肺癌患者不论早期或者晚期，都有可能从化疗中获益，延长生存时间甚至是治愈。有研究明确指出：化疗可以降低非小细胞肺癌患者的术后复发风险。但是，化疗在何时进行是有讲究的，并非所有的肺癌患者一开始就需要化疗。有的需要在手术前化疗，有的需要在手术后化疗，所以说接受化疗并不代表患者已经到了晚期。

每个患者需要视具体情况做个体化决策，患者在化疗方案的选择上应该听从医生的建议。需要注意的是，化疗不是“照葫芦画瓢”就能办好的，应在有资质的肿瘤内科医生指导下使用。关于肺癌化疗的疗效，虽然总体来说还不能令人满意，但还是取得了一些进步，部分肺癌通过包括化疗在内的综合治疗能够获得治愈的效果，部分情况下能够达到延长生存时间、减轻患者痛苦、提高生活质量的目的。

## 149. 化疗是天天做吗？化疗周期是指一个星期吗？

“医生告诉我们 3 个星期为 1 个周期，要化疗 4 个周期，那就是说需要治疗 12 个星期也就是 3 个月吗”？

化疗周期的长短一般是根据化疗药物的**药代动力学**特点和肿瘤细胞的增殖周期，根据药物毒副作用及人体恢复规律来决定的，从给化疗药的第1天算起，至第21天或28天，即3~4周称之为1个周期，而不是指1个星期。

医生说的1个周期包括了用药的时间和休息时间，而且在1个周期中不是每天都用化疗药，大部分化疗药物在每21天或者28天的周期里只有3~8天在用，不论什么样的治疗方案，每个周期都会包括休息时间。

## 150. 什么是新辅助化疗？

新辅助化疗是指在实施局部治疗方法（如手术或放疗）前所做的全身化疗，目的是使肿块缩小、及早杀灭看不见的转移细胞，以利于后续的手术等治疗。新辅助化疗通常用于某些局部晚期肿瘤患者，希望先通过化疗使肿瘤缩小，再通过手术或放疗等治疗方法治疗肿瘤。这种治疗方法用于非小细胞肺癌等治疗有成功的例子。但新辅助化疗也有风险，有些患者接受新辅助化疗的效果并不好，可能会因为病变增大或体质下降而因此失去手术切除 肿瘤的机会。

## 151. 新辅助化疗后患者什么时候可以接受手术治疗？

接受新辅助化疗后的患者能否进行手术治疗，需要重新通过影像学的一系列检查评估之后再确定。如果外科医生认为有手术可能性，需待患者血象恢复正常后，即通常在新辅助化疗结束后的第3~4周进行手术治疗。如果采用抗血管生成的新辅助靶向治疗（如使用贝伐单抗），则通常需要在停止靶向治疗后至少6周才能进行手术治疗，目的是减少术中出血，避免术后伤口不愈合。

## 152. 什么是术后辅助化疗？

即使接受了根治性切除手术，甚至是扩大切除手术，术后仍有可能会出现肿瘤复发或转移，目前认为这部分患者在原发肿瘤未治疗前就已有肿瘤细胞播散于全身，其中大多数肿瘤细胞被机体免疫系统消灭，但仍有少数肿瘤细胞残留于体内，在一定环境条件下会重新生长，成为复发根源。因此，在手术或放疗消除局部病灶后，若配合全身化疗，就有可能消灭体内残存的肿瘤细胞。这种在根治性手术后进行的化疗叫辅助化疗。目的是杀灭看不见的微转移病灶，减少复发或转移，提高治愈率，延长生存期。是否需要进行辅助化疗主要根据原发肿瘤的大小和淋巴结是否转移，以及是否存在复发或转移的**高危因素**（如肿瘤分化差、有脉管瘤栓等）来决定。不同类型肿瘤的标准不尽相同，部分患者辅助化疗后还可能需要放疗。

## 153. 手术后多长时间开始进行化疗比较合适？

术后化疗的时机主要取决于患者手术后恢复的快慢。由于手术恢复需要较长时间，肺癌患者也可在手术后4~6周开始化疗，国外一般在术后8~9周才开始；研究发现即使10周后开始也是可以接受的。但如果间隔时间太长，辅助化疗的意义就不大了。如果肺癌患者术后身体状况较差，体力恢复不佳，每天休息时间超过12小时，生活大多靠别人照顾等，就不适合进行辅助化疗；有较严重并发疾病的患者也不太适合辅助化疗，因为这样的患者术后辅助化疗可能会增加非肿瘤死亡率。

## 154. 什么是一线化疗？什么是二线化疗？

第一次治疗采用化学治疗，那么化疗就被称之为一线化疗，一线化疗方案往往是经过长时间的临床研究证实对大多数患者来说疗效最好、可以重复、毒副反应相对能耐受、价格也能够接受的性价比最高的化疗方案。但没有一个药物或治疗方法是永远有效的，几个周期一线化疗后如果无效就不能再用这个治疗方案了，不换就不符合逻辑。改换的另一种化疗方案叫二线化疗方案。多数情况下，一线化疗的效果要好于二线化疗。

## 155. 晚期肺癌患者化疗需要做几个周期？

晚期肿瘤患者是指出现远处转移的患者，晚期肿瘤不等于没有办法治疗。我们对晚期肿瘤治疗的主要目的是延长患者的生存时间、提高患者的生活质量。小细胞肺癌与非小细胞肺癌患者可以通过化疗延长生存时间，但不同类型的肺癌治疗的周期数是不一样的，对非小细胞肺癌大多数需要 4～6 个治疗周期。近来又引入了维持治疗方法，即 4～6 个周期后如果病情没有进展就可以开始维持治疗，一直进行到病情出现进展或出现不能耐受的不良反应为止。小细胞肺癌化疗总体为 4～6 个周期，小细胞肺癌尚没有维持治疗的用法。患者能够承受治疗的程度因人而异，应该与医生进行探讨，做好心理准备，配合治疗，争取达到最佳治疗效果。

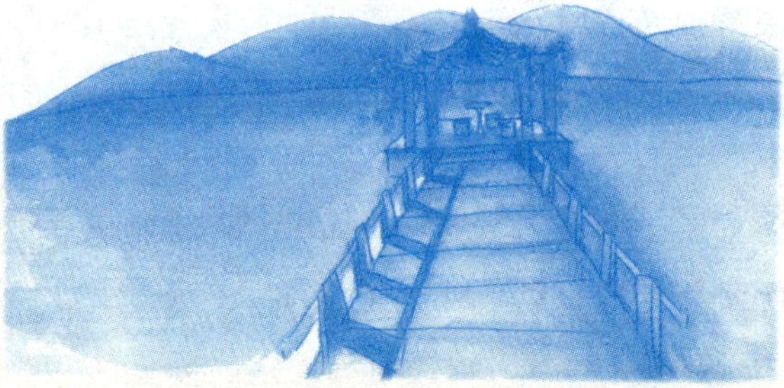

## 156. 化疗时应注意哪些内容？

使用化疗药物前、中、后患者应该注意的问题很多。要积极配合医生的安排，争取获得最大的治疗效果，并将不良反应控制在可以接受的范围之内。一般来讲化疗前患者不应熬夜，宜早休息。不论是看体育赛事、打牌还是与人彻夜长谈都不应该，这会直接影响次日患者对药物的耐受性。另外，用化疗药物的同时还要求同时服用另外一些药物，如抗过敏药、防水钠潴留（水肿）药物等，防止出现严重不良反应的药物。化疗期间应进食一些富含营养、又易于消化且富含纤维素的食物，还要经常和医生沟通，询问注意事项。

## 157. 有必要做深静脉置管化疗吗？

随着化疗次数的增加，几乎所有患者都会出现输过液的血管颜色发暗，血管周围皮肤颜色变深，这是由于末梢血管的位置表浅、管径细小、血流速度缓慢，化疗药物反复多次经外周血管给药，使得化疗药物长时间停留局部刺激血管壁，使得血管壁变硬、弹性变差，这种情况下容易发生化疗药物的渗漏，腐蚀皮肤和周围组织，使血管及周围组织出现炎性疼痛，甚至坏死。这种损伤恢复极慢，容易影响和延误治疗，增加患者的痛苦。因此，近几年来，深静脉置管广泛应用于肿瘤患者的化疗给药。

常用的深静脉置管有锁骨下静脉、外周血管置入中心静脉导管（PICC）经上腔静脉给药和股静脉置管从下腔静脉给药。这些大静脉管腔大、血液流动快，可以迅速地将化疗药物带入血液循环，对血管刺激损伤相对较小。当然在置管的过程中还是会出现一些问题，比如导管的有效维护、防止导管堵塞的通管以及长期放置导管可能引发的不良后果等问题。所以在选择输液方式之前，患者一定要与主管医生充分沟通，采取最适合的输液方式。

## 158. 化疗过程中会出现哪些不良反应?

化疗过程中常见不良反应包括：**胃肠道反应**（恶心、呕吐）、血液毒性（白细胞和血小板减少、贫血）、肝**肾毒性**（肝、肾功能异常）、**神经毒性**（手脚麻木、耳鸣）、皮肤毒性（脱发、脱皮、皮疹、脓疱）、心脏毒性（心慌、心律失常、心绞痛）和乏力等。

## 159. 是不是化疗的副作用越大疗效越好?

只要做化疗，其毒副反应几乎不可避免，但不能根据化疗毒副反应的程度来判断化疗效果。并不是化疗反应越大效果越好，也不是化疗毒副反应轻就没有效果。化疗成功与否，在很大程度上取决于如何解决好疗效与毒副反应之间的关系。不同的个体对药物的吸收、分布、代谢、排泄可能有差异，需要对不同个体进行密切观察与监测。这不意味着为了追求疗效就可以无止境的增加药物剂量，在剂量增加的同时毒副作用也在增加，在患者可以耐受的毒副反应前提下的最大剂量才是保证疗效的理想境界。

## 160. 放、化疗期间及之后为什么要频繁查血象?

放、化疗对患者骨髓造血功能有影响，因此，肿瘤患者在接受放、化疗之前一定要进行血液常规检查，以确定是否能够进行放、化疗。若白细胞、血小板太低，是不能进行放、化疗的，如果在白细胞、血小板较低时进行放、化疗，药物抑制骨髓的造血功能，使得白细胞、血小板进一步降低，这样很容易使患者免疫力下降，易发生感染，或者因血小板太低造成出血等危险情况。在放、化疗期间以及结束后也要定期复查血液常规检查，以监测患者骨髓造血状态。那么，放、化疗结束后为什么也要定期监测血常规呢？有的患者在放、化疗结束时查血常规可能是正常的或者稍低，不需要进一步治疗，但是一般的化疗药物或者放疗的射线还会有后期效应，这些效应并不能完全在治疗期间显现，在治疗结束后还会继续影响骨髓的造血功能，使得白细胞、血小板进一步降低，**骨髓抑制**往往出现在化疗的第 10～14 天，约 21 天时恢复。所以需要定期复查血常规，以便及时发现问题，及时给予相应的治疗，防止危险情况的发生。

## 161. 如何判断患者对化疗的耐受性？

化疗过程中可能会出现许多副作用，或者只部分出现，也可能没有任何副作用出现。这取决于化疗药物的种类和剂量，以及每个患者对化疗药物的反应。正常细胞在化疗结束后会自我修复，所以大多数副作用会在化疗结束后缓慢消失，极少的副作用会持续较长时间。每个化疗方案实施之前，医生和护士都会询问患者有没有高血压、糖尿病、胃溃疡等基础疾病，是否有吸烟、喝酒的嗜好，有没有食物或药物过敏史，可不可以爬上 3 楼，中间需要休息几次，以及测量身高和体重等，这些问题是在判断患者合并疾病、脏器功能及体力状况，然后再去选择可以耐受的最佳方案，而每个人的药物剂量都是根据身高、体重及肝肾功能计算出来的，所以每个患者是不一样的。

## 162. 如何减轻化疗期间的不良反应？

化疗后患者身体会出现不同程度的反应，主观感觉主要表现为恶心、呕吐、食欲下降、明显的乏力、口腔溃疡、皮疹、脱发等。出现**骨髓抑制**，还会出现白细胞、血小板、血红蛋白的降低。

目前已经研究开发了很多解决以上问题的药物，可以用止吐药物解决恶心、呕吐问题；用漱口液或使用粒细胞-**巨噬细胞集落刺激因子**（GM-CSF，一种生白细胞药）漱口治疗口腔溃疡；如果出现**骨髓抑制**，使用粒细胞集落刺激因子提升白细胞，用白细胞介素或重组人血小板生成素提高血小板数量水平。当然这种升血药物本身也会产生不良反应，使用升血药后，如出现发热、骨及关节痛等。化疗后脱发问题比较令人关注，特别是女性患者，国外用冰帽来保护头发，尽量避免严重的头发脱落，但效果并不令人满意。患者应该多了解这方面的知识，积极地处理不良反应，防止出现严重不良反应而延误后面的治疗。

## 163. 化疗后患者发生呕吐该怎么办？

呕吐是肿瘤患者对化疗药物常见的不良反应，以往没有有效的止吐药物，所以化疗后呕吐明显。据老医生们讲，很多年前经常见到患者化疗后抱着脸盆吐。呕吐的机制被搞清楚后，已开发了很多有效的止吐药，这些药物极大地缓解了患者的消化道反应，已经很少看到因为长期呕吐不能坚持化疗的患者。止吐药物大多经静脉使用，也有口服的，两者可以结合使用。如果止吐效果仍不理想，还可以使用针对延迟性呕吐的药物治疗。但是这些止吐药物也有其自己的不良反应，如便秘、腹胀等。

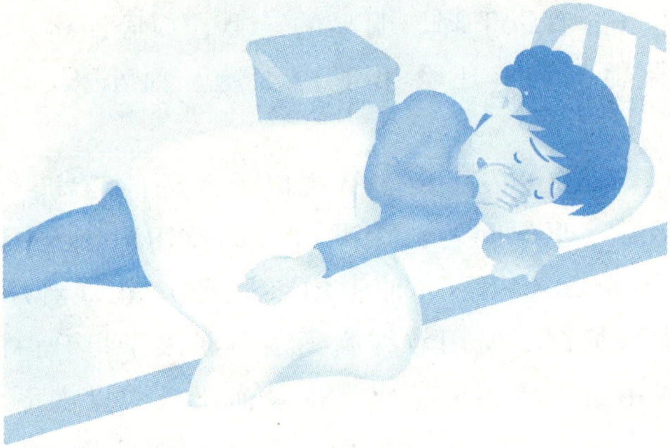

## 164. 化疗后大便干燥该怎么办?

一些患者化疗后会出现大便干燥，主要的原因可能是用了止吐药物。止吐药可以抑制化疗后的恶心和呕吐，但是止吐药物本身还有副作用，就是便秘和腹胀等。药物性的便秘只要不严重，待化疗停止后就会逐渐恢复。如果便秘非常严重就应该在医生指导下使用一些通便药，或使用开塞露等外用药解决问题。还应该注意化疗期间饮食应富含纤维素，以创造正常的胃肠环境。

## 165. 化疗后手脚麻木怎么办?

化疗后有的患者会出现手指和脚趾麻木，这种现象多见于接受了具有**神经毒性**的药物治疗后。具有**神经毒性**的药物有长春新碱、长春花碱、长春瑞滨、长春地辛、紫杉醇、多西他赛、奥沙利铂、顺铂等。患者出现**神经毒性**后首先应告知经治医生，医生会对不良反应进行评估，然后按照副作用的严重程度为患者调整或修订治疗方案。对可耐受的轻度手指和脚趾麻木可以不予调整，当不良反应超过一定限度就应该调整，应减少或停止使用这些药物。针对手指和脚趾麻木的副作用，还可以用一些相关的营养神经的药物。神经的恢复时间较长，疗效也常常不令人满意，还是要尽量预防才能避免出现严重的**神经毒性**。

## 166. 肿瘤患者输血有哪些风险？

目前，我国各级医疗机构为患者输血所提供的血液，是经过供血机构按国家规定采用的合格试剂进行了严格的检测。受当前科技水平的限制，输血治疗仍难以避免因输血所致的各种传染性疾病和不良反应而存在一定风险，主要包括溶血反应；非溶血性发热反应；**过敏反应**；感染病毒性肝炎、艾滋病、梅毒等；感染巨细胞病毒、EB 病毒、疟疾等；输血相关移植物抗宿主病；输血相关急性肺损伤；循环负荷过重；血液输注无效等。另外，肿瘤患者输注红细胞可能对机体的免疫系统产生一定抑制，从而加速肿瘤的复发与转移。

## 167. 化疗中出现贫血应如何处理？患者应注意哪些问题？

血液中的红细胞为全身各组织器官提供氧气，当红细胞太少而不能向组织提供足够的氧气时心脏就会更加努力地工作，患者会感到心脏搏动很快，贫血患者会感到气短、眩晕、眼花和明显的乏力等。根据贫血程度的不同，医生会给予重组人促红细胞生成素、口服铁剂、维生素，甚至输注红细胞悬液以加快贫血的纠正。

在药物治疗的同时，也需要患者保证足够的休息、减少活动、摄入足够的热量（热量可以维持体重，补充蛋白质可帮助修复治疗对机体的损伤）、缓慢坐下与起立。

## 168. 化疗期间血小板减少应如何治疗？

肿瘤患者由于自身体质的变化以及化疗、放疗等影响，容易发生血小板数量的减少。如果血小板减少不太明显，皮下注射白细胞介素-11既可，当然如果血小板减少明显输注血小板则是重要的支持治疗，尤其对造血功能差的患者，往往需多次输注以维持体内血小板的数量。我国《临床输血技术规范》建议：手术及创伤的患者输注血小板阈值为$50\times10^9/L$，血小板在（50～100）$\times10^9/L$之间者，应根据是否有自发性出血或伤口渗血决定；对于内科患者，如血小板$>50\times10^9/L$，一般不需输注；（10～50）$\times10^9/L$之间的患者根据临床出血情况决定，如血小板$<5\times10^9/L$，则应立即输注血小板以防止出血。

## 169. 化疗后患者为什么会掉头发？该怎么办？

化疗药物进入体内后会抑制组织的生长，在我们的机体内生长最为旺盛的组织最容易被抑制，而这些旺盛的组织常见于骨髓、胃肠道黏膜等，发根也是一个生长极为旺盛的部位，因此也容易被化疗药物所抑制。化疗后一旦发根被抑制就会掉头发，有的人掉得更加明显，甚至眉毛、胡须及其他体毛都掉光。但是当化疗结束后这些抑制毛发生长的因素就逐渐淡出了，毛发的发根又会逐渐恢复生长，个别患者重新长出的头发还是卷发，但时间久了还是会变成直发。在医院里，化疗后脱发的现象十分常见，不会招致惊异的目光，但在其他场合，患者可能会因脱发感到尴尬，除他人对患者的注视外，也有患者过多的自我暗示。解决这个问题不难，可以到商店去购买假发。戴假发不光是患者的专利，也是很多人的爱好。患者可以随心挑选中意的假发，体会平时不曾尝试的新奇体验。当然随着科技的进步，有些治疗药物已经有所改进，我们相信治疗后掉头发的现象会逐渐得以改善。

## 170. 化疗期间为什么要多喝水？

肿瘤患者化疗期间出现恶心、呕吐、食欲缺乏时，很容易造成水分摄入不足。如果再加上频繁呕吐还会导致脱水。多喝水有助于补充身体所需，减轻呕吐等造成的脱水；另一方面，促使残留药物排出，减少对胃肠道、肾和膀胱的毒性。对肿瘤患者来说，化疗多少都会带来一些不舒服和副反应，如果在合理治疗和饮食调理的基础上多喝水（包括果汁、清汤等），将有助于药物的排出，降低副反应。

化疗期间每天应喝水1000~2000毫升，以保证足够的尿量。当然，一些患有心脏病、肾功能不全、胃肠道疾病等不能耐受多饮水的患者，就不要采取这种方法，可通过药物调整减少毒副作用。另外，为减轻化疗期间的**胃肠道反应**，如食欲减退、恶心、呕吐或腹泻等，饮食要清淡，但要保证足够营养，可选择符合肿瘤患者口味的高蛋白、低脂肪，并易吸收的食物食用。

## 171. 如何处理化疗后口腔黏膜炎和溃疡？

化疗后患者出现口腔黏膜炎和溃疡是化疗药物的不良反应，甲氨蝶呤等药物导致的此类不良反应最明显，当出现口腔黏膜炎和溃疡时应注意保持口腔卫生，做到饭后多漱口，勿留存食物残渣于口腔中；有些漱口液可帮助溃疡愈合，如用含有粒细胞-巨噬细胞集落刺激因子（一种升白细胞药物）的液体漱口，可以促进伤口愈合。另外，还可以局部外用麻醉药物止痛，帮助患者进食。

## 172. 化疗期间饮食有忌口吗？

化疗中应注意饮食问题，尤其是我们中国人，对此非常重视。但是现实中对这个问题的认识存在着许多误区。受传统的思维影响，人们有很多奇怪的认识，例如忌口的问题：治疗中不能吃无鳞鱼、不能吃蛋白质饮食、不能吃羊肉等；还有的患者认为应该大补，补品天天不离口。出现这些现象和我们的传统文化和思维方式有关。受食物影响的疾病其实并不多，如食用海产品对甲状腺功能亢进、食用过多的含淀粉或糖的食物对糖尿病、饮酒及海鲜等对痛风等疾病会出现影响。但是鱼、肉类食物对肿瘤并没有影响，一些不实的传言并没有证据支持。设想一个肿瘤患者本来身体就受到疾病的困扰，常出现营养不良，如果再不及时补充营养则一定会对患者的病情造成消极的影响。化疗期间患者常常有**胃肠道反应**，如恶心、呕吐、食欲不好等，这时饮食应清淡，且富于营养、富含纤维素，以帮助患者解决便秘问题。化疗过后休息阶段可以再适当地增加营养。有人认为应多吃补品，补品是什么？有些补品含有激素或其他物质，对患者不见得有益。只要患者有食欲，正常的饮食就是最好的补品，花同样的钱可以获得更佳的效果。

## 173. 化疗休息期间应该做什么？

化疗一个周期为21天，也就是3个星期化疗“一轮”，但是在此期间使用化疗药物的时间只有1周左右，而剩下的时间就是休息阶段，化疗后的不良反应，特别是被抑制的骨髓将在这段休息时间内得到恢复。休息时应该做些什么呢？顾名思义，在此休息期间首先就是要休息，生活要规律，饮食要富于营养，易于消化；另外就是要监测血象、血生化，要看一看白细胞、血小板是否减少至需要处理的水平，肝、肾功能是否在化疗后受到损害而需要进行必要的治疗。如果需要则要积极处理，争取按时开始下一个周期的治疗，如果不良反应处理不当，可能会使得化疗时间经常被推迟从而影响整体治疗效果。

## 174. 化疗期间可以上班吗？

随着对恶性肿瘤的认识不断深入，人们对于肿瘤已渐渐脱离了“谈虎色变”的窘境。如果对化疗的反应不大，一般情况允许，患者在化疗间歇期还是可以工作的，但也要取决于患者的工作性质，如果是强体力劳动，最好还是避免。患者适当的休息与睡眠有利于免疫力的恢复，也可以降低感染风险。如果是办公室工作，可酌情调配，不宜过度劳累。

## 175. 放疗后间隔多长时间才可以化疗?

放疗后化疗的时机因人而异，一般情况较好的患者，在骨髓功能、肝肾功能允许情况下可尽快接受全身化疗。一般常规的推荐为放疗后的 2~4 周。患者是否可以耐受放疗需要视其身体状况、肿物生长的情况后确定。特别指出：肿物较大、侵犯大血管、侵犯重要脏器等情况实施放疗需谨慎。

## 176. 化疗多长时间可以看出疗效?

不同的肿瘤对化疗的敏感性不一样，有的肿瘤对化疗有效则会很快就看到疗效，如小细胞肺癌等，但就大多数肿瘤来讲要评估疗效需要在治疗 2 个周期后，过早评估疗效很可能会对治疗产生一些误判，因为还没有看见肿瘤大小出现明显变化，从而否定一个有效的治疗方案。但是也不能等得时间太长，如果无效就会耽误治疗。

## 177. 如何评价化疗疗效?

在开始化疗前医生都会安排患者做一些检查，从第一次开始使用化疗方案起，大部分方案进行一段时间后会重复检查，以综合评估化疗药物是否有效。在化疗药物治疗过程中，正确评价药物的有效性是十分关键的问题。医生通常会用肿瘤完全缓解（指治疗后肿瘤完全消失）、部分缓解（指治疗后肿瘤部分消失）、稳定（指治疗后肿瘤变化不大）、进展（指治疗后肿瘤进展）这类的医学术语来总结这段时间的治疗效果。对于大多数药物治疗不敏感的肿瘤，如果一味强调理论上的治疗后肿瘤完全消失或部分缓解是不切实际的。医生治疗肿瘤时不会只看肿瘤大小的变化，还需要考虑到患者的生存期和生存质量的长短。很多晚期肿瘤患者通过综合治疗可以长期“带瘤生存”，这样的治疗疗效和实际意义不能靠治疗后肿瘤完全消失或部分缓解的结果来评估，因为有时并不见得能转化为长期生存。

## 178. 为什么化疗效果因人而异?

化疗的效果主要与肿瘤对药物的敏感性有关。有没有效果主要取决于肿瘤自身的生物学行为，这存在个体间的差异。比如同样是肺癌，小细胞肺癌化疗的效果很好，大多数患者化疗后肿瘤会明显缩小甚至消失。相比之下，非小细胞肺癌化疗的效果一般就不那么理想。即便同样是肺腺癌，用了同一种药，有的人特别有效，有的人却不起作用，这是由患者个体间的差异造成的。

## 179. 什么是化疗耐药?

化疗耐药是肿瘤治疗中的一个难题，可分为两种情况：一种是先天耐药，是指一开始化疗就没有效；另一种是继发耐药，指开始治疗的时候有效，以后接着用就不好使了。化疗耐药是不可避免的一种现象，一般需要换药。一种药物耐药后，对与它结构类似的另一些药物也会有交叉耐药，不好理解的是，与它结构不同的药物可能也会产生耐药。耐药和很多因素相关，基础研究发现一种在细胞膜上的糖蛋白可以使进入细胞的药物被排出细胞外。

## 180. 化疗效果不好怎么办？

化疗效果不好的时候要与医生沟通，分析治疗无效的可能原因。对于某种癌症患者来说，即使采用目前最有效的方案，仍有一部分患者无效。影响化疗疗效的因素很多，又没有特别有效的方法提前预知哪些化疗方案是有效的，哪些是没有效的，大多情况下只能通过化疗以后才知道疗效如何。当然，化疗也不是完全盲目的，有经验的医生会根据患者肿瘤的特点，选择一个最适合于该患者的化疗方案。万一该方案无效，也会分析治疗失败的原因，提出下一步的合适治疗方法。

## 181. 什么是分子靶向治疗？

所谓的分子靶向治疗是指药物进入体内会特异地选择分子水平上的某一位点相结合而产生治疗作用，使肿瘤细胞特异性死亡，而不会或很少波及正常组织。所以某些分子靶向治疗又被称为“生物导弹”，其特点是高效、低毒，是一种理想的肿瘤治疗方法。与之相对的是化疗，化疗药物的靶向性不是很强，在对肿瘤杀伤过程中对正常组织也会造成较大伤害。

## 182. 靶向治疗药也是化疗药的一种吗？

靶向治疗本质上属于一种生物治疗，不属于化疗，两者之间存在本质的区别。传统意义的化疗药物主要指细胞毒药物，它们是一种具有杀伤性的化学物质，化疗药就像炸弹，不分敌我，对肿瘤和正常组织都有杀伤。除了对肿瘤细胞具有杀伤作用外，对于许多同样分裂旺盛的正常组织细胞也有毒性，只要是生长比较快的组织都会受到影响，因此毒性大，主要表现在**胃肠道反应**和血液毒性，针对白细胞、血小板、胃肠道黏膜、毛囊等，化疗药物往往会造成一些相关的副作用，例如白细胞减少、血小板减少、恶心、呕吐、脱发等。靶向治疗药物理论上就像导弹，有目标，且定位准确，只针对某个特定靶点，对正常组织作用很小，不会出现化疗相关的副作用，但需要先做必要的检测，看有没有相应的靶点。靶向治疗药物的毒性相对小，主要表现为皮肤毒性和腹泻，抗血管生成的靶向药物还会影响患者的血压等。选择化疗还是靶向治疗需要根据不同癌种、疾病的不同时期、检测靶点的不同以及患者的经济状况等因素综合考虑。

## 183. 临床上应用的分子靶向治疗药物有哪几类？

根据药物的作用靶点和性质，可将分子靶向治疗药物主要分为以下几类：

（1）小分子**表皮生长因子受体（EGFR）**酪氨酸激酶抑制剂，如吉非替尼、厄洛替尼、埃克替尼。

（2）抗**表皮生长因子受体**的单克隆抗体，如西妥昔单抗。

（3）抗原癌基因人类**表皮生长因子受体**2的单克隆抗体，如曲妥珠单抗。

（4）抗**血管内皮生长因子**受体（VEGFR）抑制剂，如索拉非尼、舒尼替尼、阿昔替尼、帕唑帕尼。抗血管内皮生长因子（VEGF）的抗体贝伐珠单抗。

（5）哺乳动物雷帕霉素靶蛋白激酶抑制剂，如依维莫司、替西罗莫司。

（6）抗CD20的单克隆抗体，如利妥昔单抗等。

## 184. 为什么靶向药物只能治疗一部分患者？

在小分子酪氨酸激酶抑制剂药物刚面世之际，凡是符合女性、不吸烟、腺癌这三个因素的非小细胞肺癌患者，使用吉非替尼或厄洛替尼这两种分子靶向药物，治疗有效率可达60%。最近几年，经过不断地研究证明，其实基因突变才是关键。如果检测出有EGFR突变服用这两种分子靶向药物，治疗有效率可达70%～80%。那么为什么20%～30%的肺癌患者明明查出有基因突变，却服药无效或者短时间后就失效？这是因为疗效不仅与是否有基因突变相关，还与基因突变的量有密切关系。

对于没有突变的患者疗效有限，在这种情况下一定要根据病理、基本的身体状况以及以前的治疗情况综合考量，选择合理的治疗方案。要知道每个人的治疗都是不同的，只有根据自身情况选择的治疗方案才是最好的。

## 185. 靶向治疗如何与其他治疗手段配合？

早年研究发现，如果不知道患者EGFR基因突变状况，使用EGFR酪氨酸激酶抑制剂与化疗联合的疗效并没有超过单纯化疗，所以目前不主张这样使用。近年来发现，如果肿瘤有EGFR基因突变时，化疗与小分子EGFR酪氨酸酶抑制剂（如厄洛替尼）联合较单纯化疗要好，目前还在探讨如何联合更好；而单克隆抗体（贝伐珠单抗——抗肿瘤血管生成的抗体）需要与化疗联合，联合后疗效要优于单纯使用化疗，这种联合治疗的方式可以第一次使50%患者的生存时间超过1年。贝伐珠单抗容易产生如高血压、蛋白尿、出血等不良反应（鳞状细胞癌容易发生出血），所以该药与化疗联合方案应用于治疗除鳞状细胞癌的非小细胞肺癌患者。还有国产抗血管生成药物——重组人血管内皮抑制素（恩度），该药与化疗联合也可延长患者的生存时间。

## 186. 靶向治疗后疾病进展，如何再治疗？

多数药物用的时间长了，人体必然对它产生耐药。就像消炎药第一次用特别管用，用的次数多了，后面不管用一样。如果在使用靶向药物的过程中出现病变进展了，说明出现了耐药。如果是化疗联合抗血管生成药物后出现了疾病进展，一般要更换化疗方案，靶向药物不一定非换不可。如果是口服靶向药物后疾病进展可有以下几种情况：一种是病变进展很快，并出现较明显的临床症状，此时应换化疗；再有就是疾病曾经缓解很长时间，复查时发现缓慢进展，没有不适症状，这样的患者仍然可以继续口服靶向药物；还有就是口服靶向药物后出现单纯脑转移，或其他孤立病灶，这时可以继续口服靶向药物并联合进行局部治疗。

## 187. 什么叫肿瘤免疫治疗？

人体对非自身物质的侵袭都有一定的免疫力，但不同的人免疫力有强有弱。肿瘤免疫治疗就是设法通过调动人体内各种积极防御因素，提高身体的免疫力，以尽可能消除手术或化疗后残余的肿瘤细胞，防止肿瘤的复发和转移的治疗方法。肿瘤的免疫治疗概括起来可分为特异性免疫治疗和非特异性免疫治疗两类。比如古巴肺癌疫苗便仅是针对晚期非小细胞肺癌患者化疗后肿瘤稳定时使用，属于肿瘤的特异性免疫治疗。免疫治疗是一种扶正措施，副作用少，容易受患者欢迎。但是免疫治疗只能作为肿瘤治疗的综合措施之一，必须同其他治疗方法（如手术、放疗和化疗）适当配合，才有可能发挥最大作用。

## 188. 应该如何看待古巴肺癌疫苗？

“古巴肺癌疫苗研制成功了！”这是广为流传的一个振奋人心的消息，很多人都在想：这是否意味着肺癌可以像其他小病一样可以治愈了呢?!

古巴肺癌疫苗是一种用于晚期肺癌治疗的新型疫苗，目前该疫苗仅在古巴和秘鲁开始应用于临床，我国尚在临床试验阶段，主要用于晚期非小细胞肺癌患者。据报道，该药物可延长患者中位生存期4~6个月，但是只有在患了肺癌以后才能使用。从数据来看，延长4~6个月的生存期对于患者来说是一个福音，但是并不算是一个理想的治疗结果。另外，该疫苗从使用方法及经济的角度来说，并非大部分患者所能承受。古巴肺癌疫苗与我们通常所说的“疫苗”概念还存在着一定的差距，可视为一种肿瘤治疗方法，其高昂的费用和普通的效果，尚未能广泛地运用于临床治疗。目前对于国内患者来说，与其舍近求远等待“良药”，不如从实际出发，通过合理有效的治疗方案控制肿瘤，延长生存时间。

# （五）介入治疗

## 189. 什么是肿瘤的介入治疗？

介入治疗是在医学影像设备（血管造影机、X线透视机、CT、MRI、B超）的引导下，通过微小的切口或穿刺点将特制的导管、导丝等精密器械引入肿瘤部位，对肿瘤或相关疾病进行治疗的一门新兴学科。

## 190. 肿瘤的介入治疗有哪些方法？能达到什么目的？

介入治疗肿瘤，可以通过药物灌注、动脉栓塞、管腔狭窄的球囊扩张、安放滤器或支架、体液引流、能量消融等方法，以达到治疗肿瘤和缓解病痛的目的。

## 191. 需通过哪些途径完成肿瘤的介入治疗？

针对肿瘤的介入治疗，根据治疗途径分为经过血管介入治疗（如经动脉化疗栓塞）、经过皮肤穿刺介入治疗（如经皮穿刺消融术）和经过**空腔脏器**介入治疗（如消化道狭窄的球囊成形术和支架植入术）等。

## 192. 哪些肿瘤患者适合于经血管介入治疗？哪些患者不适于此疗法？

（1）适合于经血管介入治疗者

1）某些脏器患有血管瘤的患者。

2）肝、肺、肾等脏器原发恶性肿瘤或转移瘤的患者。

3）某些恶性肿瘤外科手术前需辅助治疗的患者。

4）由于肿瘤导致的出血或肿瘤手术后的脏器出血需要止血的患者等。

这些实体肿瘤患者通过行经血管介入治疗均能取得较理想的效果。

（2）不适于经血管介入治疗者：心、肝、肾功能严重衰竭的肿瘤患者，对碘过敏的肿瘤患者，体质衰弱不能耐受化疗毒副反应的肿瘤患者，难以纠正的**凝血功能**障碍的患者，不能平卧或躁动不安的患者，全身广泛受侵的恶性肿瘤患者和**非实体肿瘤**患者都不适于经血管介入治疗。

## 193. 什么叫动脉栓塞术？什么叫化疗栓塞术？

经导管将栓塞剂注入病变部位的血管内，引起动脉暂时性或永久性阻塞的手术被称为动脉栓塞术。

如果在注入栓塞剂同时加入化疗药物则被称为化疗栓塞术。

## 194. 非血管性介入治疗恶性肿瘤的方法有哪些？

除可经血管途径介入治疗肿瘤外，还可以通过以下非血管性途径介入治疗肿瘤：①经皮穿刺肿瘤内抗肿瘤药物直接注射；②经皮穿刺肿瘤内无水乙醇注射；③经皮穿刺肿瘤内放射性核素注射；④经穿刺导针物理消融；⑤用于解除消化道狭窄的消化道支架植入术；⑥用于解除梗阻症状的经皮穿刺引流术和支架植入术。

## 195. 经血管介入治疗有哪些并发症？

尽管介入治疗属于微创治疗范畴，但在经血管介入治疗肿瘤过程中或治疗后仍可能发生造影剂注入血管外、血管内膜剥离、异位栓塞、血管破裂、动脉血管痉挛、穿刺部位血肿或皮下淤血、假性动脉瘤、动静脉瘘等并发症。

## 196. 什么是肿瘤栓塞后综合征?

肿瘤栓塞后综合征是指肿瘤栓塞后出现的恶心、呕吐、疼痛与发热。这是机体对栓塞后的反应，常在栓塞后 12～96 小时消失，通常不需要做特殊处理，症状重者通过对症治疗，如止吐、止痛、物理降温等治疗可缓解。

## 197. 经动脉栓塞手术后为什么会出现发热?

大多是由于化疗药或栓塞剂注入肿瘤组织使瘤组织坏死，机体吸收坏死组织所致。一般在术后 1～3 天内出现，体温通常在 38℃左右，经过对症处理后在 7～14 天可消退。

## 198. 如何处理肿瘤经动脉栓塞术后的发热?

如果患者发热不明显或轻度发热通常不需要治疗。当体温超过 38.5℃时，应嘱患者卧床休息，保持室内空气流通，并给予清淡、易消化的高热量、高蛋白、含丰富维生素的流食或半流质饮食。患者应多喝水，选择不同的物理降温法，如冰敷、温水或酒精擦浴，若无效则按医嘱使用解热镇痛药。患者高热时应保持口腔清洁，注意保暖，出汗后及时更换衣服，不要盖过厚的被子，以免影响机体散热。

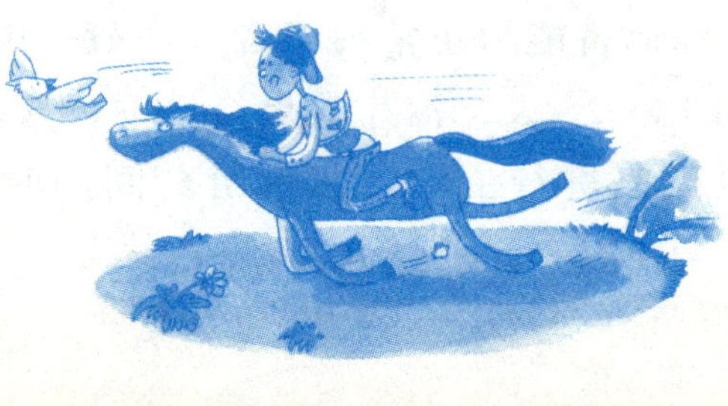

## 199. 动脉栓塞治疗后患者为什么会出现疼痛？

动脉栓塞治疗后患者有时会出现疼痛，这是由于动脉栓塞或注入化疗药物后使肿瘤组织缺血、水肿、坏死，导致不同程度的手术后暂时性疼痛，这是介入治疗后的常见反应。疼痛轻者可通过放松心情及深呼吸来分散对疼痛的注意力而使疼痛缓解，采取舒适体位也可能会有所帮助。疼痛严重者，应与护士或医生联系，给予止痛药物治疗。

# （六）放射性核素治疗

## 200. 晚期肿瘤骨转移发生率有多少？

恶性肿瘤患者到了晚期，会出现全身各部位的多发转移，其中骨骼是常见的转移部位。晚期癌症患者中40%~80%都会出现骨转移，骨转移患者有70%~80%伴有剧烈的骨痛，对于晚期肺癌患者骨转移比较常见。

## 201. 临床上常用什么放射性药物治疗骨转移？

放射性核素治疗骨转移所用的放射性药物目前在我国主要有两种，一种是长效的放射性治疗药物二氯化锶（$^{89}SrCl_2$），用于骨转移早期、骨髓储备能力正常的患者。一般一次注射二氯化锶4mCi，起效时间14~28天，治疗效果持续时间12~26周。骨痛复发的病例可以重复进行治疗，两次给药间隔时间一般是3个月，止痛率74%~91%。

另一种是短效的放射性治疗药物$^{153}$钐-乙二胺四甲撑磷酸($^{153}$Sm-EDTMP)，用于骨转移进展期、骨痛严重、骨髓储备不足的患者。一般一次注射$^{153}$钐-乙二胺四甲撑磷酸1mCi/kg，起效时间2~7天，治疗效果持续时间4~8周。骨痛复发的病例可以重复进行治疗，两次给药间隔时间一般是1个月，止痛率65%~92%。

## 202. 哪些肺癌患者适合放射性核素治疗？

一般用放射性药物治疗骨转移的患者需要符合下列要求：①临床、病理及各种影像诊断确诊的骨转移癌；②核素骨显像显示骨转移癌有**放射性浓聚**；③骨转移癌所致的骨疼痛经药物治疗、放疗、化疗无效者；④白细胞不低于$3.0\times10^9$/L、血小板不低于$90\times10^9$/L、血红蛋白不低于90g/L；⑤预计患者生存期>3个月。

## 203. 哪些患者不宜接受放射性核素治疗？

在下列情况下不考虑做骨核素治疗：①妊娠及哺乳期的妇女；②白细胞低于$3.0\times10^9$/L；③血小板低于$90\times10^9$/L；④严重的肝、肾功能不良；⑤骨显像显示病灶无**放射性浓聚**。

## 204. 放射性核素治疗骨转移有哪些常见的副作用？

放射性核素治疗骨转移最常见的副作用是**骨髓抑制**，表现为白细胞、血小板或血红蛋白降低。治疗后**骨髓抑制**发生率为20%~50%，但可以恢复，一般在12周内即可恢复到治疗前水平。

5%~10%的人出现反跳痛，即给予骨核素治疗后患者出现短暂的疼痛加重，一般发生在给药后5~10天，持续2~4天，对症止痛治疗能好转。

## （七）中医治疗

### 205. 有抗癌中药吗？

中医治疗肿瘤的常用药物种类繁多，包括扶正固本、清热凉血、理气解郁、化痰散结、活血化瘀和以毒攻毒等。按照中医传统理论和中药学知识来分析，并没有所谓的专门“抗癌”中药。随着现代中药药理学研究不断深入，逐渐发现一些中药（或中药单体成分）对癌细胞有一定的杀伤和抑制作用，也就相应的出现了抗癌中药的说法。这类具有抗癌作用的药物，往往被多数人直观的理解为具有杀伤癌细胞的作用，甚至被拿来与化疗药物

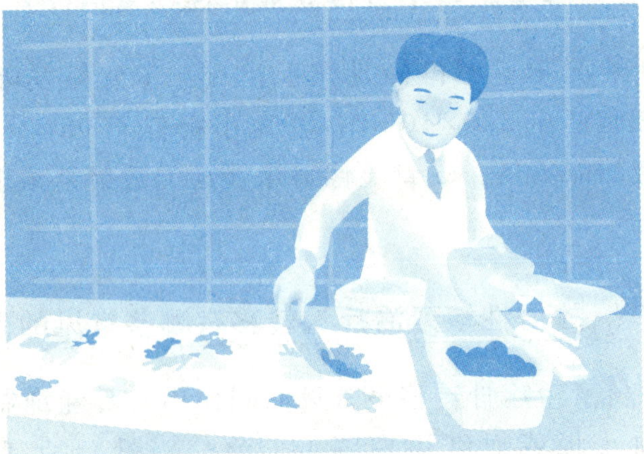

类比，这种观点并不准确。大家平时所说的抗癌中药，主要是狭义上的抗癌中药，专指以毒攻毒类药物。其实，具有抗癌作用的中药既包括以毒攻毒类药物，也包括扶正固本类药物和各种清热解毒、化痰散结、活血化瘀类药物，这些都属于广义上的抗癌中药。

## 206. 放、化疗中的肺癌患者能服中药吗？

许多患者和家属会有这样的疑问：中药与放射治疗或化疗药物会不会有冲突？会不会影响放、化疗的效果？它们能同时进行吗？多年来，大量的临床实践告诉我们，中医药与放、化疗之间不会发生冲突，中医治疗是肿瘤综合治疗方法之一，适用于肿瘤患者治疗的各阶段。

西医治疗方法是抗肿瘤治疗的主力军，放、化疗期间，其治疗本身具有较强的“杀伤力”，对正常组织也有相当的损害。此时中医药治疗处于辅助地位，侧重于为放、化疗“保驾护航”。通过益气扶正、填精养血、调理脾胃等治疗方法，改善或减轻患者乏力、失眠、恶心、呕吐、食欲减退、便秘、手足麻木、**骨髓抑制**等不良反应和症状，目的在于使患者的放、化疗得以顺利地进行。所以抗肿瘤不是放、化疗中患者中医治疗的主要方向，也不建议过多使用以毒攻毒的抗癌中药。

## 207. 常用的滋补食物有哪些？

食疗所用的食物以平性居多，温热性次之，寒凉性食物最少。常用的平性食物有赤小豆、黑豆、木耳、百合、莲子、菜花、土豆、鲤鱼、山药、桃、四季豆等；温热类食物有牛肉、羊肉、鸡肉、虾肉、蛇肉、黄豆、蚕豆、葱、姜、蒜、韭菜、香菜、胡椒、红糖、羊乳等；凉性食物有猪肉、鳖肉、鸭肉、鹅肉、菠菜、白菜、芹菜、竹笋、黄瓜、苦瓜、冬瓜、茄子、西瓜、梨、柿子、绿豆、蜂蜜、小米等。

药粥是食疗的重要方法之一，简便易行，效果显著，常选用粳米或糯米为原料，二者具有健脾益气、滋补后天的作用，常与山药、龙眼肉、大枣、莲子、薏米等可食用的中药同煮成粥，不仅增加补养脾胃的功效，而且能够增添药粥的色、形、味。气虚者，可以选用党参、黄芪、茯苓、薏米、大枣、莲子等药物；阴虚者，可以选择太子参、石斛、枸杞、百合、荸荠等药物；胃热者可以选用竹叶、生地、麦冬、白茅根等药物。

## 208. 冬虫夏草、海参等营养品对肿瘤患者有益吗？

冬虫夏草作为一种传统的名贵滋补中药材，既不是虫，也不是草，是麦角菌科真菌冬虫夏草寄生在蝙蝠蛾科昆虫幼虫上的子座及幼虫尸体的复合体。虫草体外提取物具有明确的抑制、杀伤肿瘤细胞的作用。中医认为冬虫夏草味甘性、温，归肺、肾经，功能补虚损、益精气，又能平喘、止血、化痰。冬虫夏草药用价值很高，具有阴阳双补的特点，尤其擅长补益肺、肾两脏，药性较平和，除了感冒、有实热等情况外普通人群多数都可服用，时机以冬季最佳，全年均可服用。传统服用方法是煎煮内服，可以入丸、散，或研末食用，也可以泡酒、煲汤、煮粥服用。需要强调的是，无论哪种方法均应连渣服用，最大程度保证有效吸收。

海参是常用的食疗补品，主要作用是益精养血、补虚损，常常被当做术后、产后、久病等身体虚弱者的营养品使用，其营养价值较高，也具有一定的药用价值，肿瘤患者可以服用，但不建议大量、长期服用。肿瘤患者在正常饮食能够得到保证的情况下，间断服用海参即可。需要注意的是，急性肠炎、感冒、平时大便溏泻者不适宜食用海参，避免加重病情或使疾病迁延不愈。

## 209. 放、化疗后练习气功是否有益?

气功是具有广泛的群众基础的养生保健锻炼方法，也是传统中药学的重要组成部分。无论哪种功法都强调人们在练习时要充分放松身体和情绪，注重呼吸、意识的调整，与身体活动保持协调，以利于调节生理功能、减轻心理压力，这一点对肿瘤患者的康复治疗来说是有益的。但需要特别注意的是，应在各类气功中正确选择动作幅度较小、难度不大的功法，不要练习体力要求较高、动作复杂的，以免加重身体负担。

# （八）止痛治疗

## 210. 什么是癌性疼痛?疼痛分几级?

癌性疼痛是由于肿瘤在局部或转移部位侵犯或压迫神经纤维所造成的疼痛。癌性疼痛是肿瘤发生、发展中的并发症状，疼痛的性质及范围取决于肿瘤生长的部位及对周围神经侵犯的程度。

疼痛是一种令人不快的主观感受，为了能够客观地评价疼痛的程度、合理地选择止痛药物治疗及评价止痛效果，医学上制定了多种评价疼痛程度的方法，以下三种是目前世界范围内通用的评估标准。

（1）数字分级法（NRS）：使用疼痛程度数字评估量表。疼痛程度分为：轻度疼痛（1~3）、中度疼痛（4~6）和重度疼痛

（7~10）。

（2）面部表情疼痛评分量表法：此表用于表达困难的患者，如儿童、老年人，以及存在语言或文化差异或其他交流障碍的患者。

（3）主诉疼痛程度分级法（VRS）：根据患者对疼痛的主诉将疼痛程度分为：

1）轻度疼痛：有疼痛但可忍受，生活正常，睡眠无干扰。

2）中度疼痛：疼痛明显，不能忍受，要求服用镇痛药物，睡眠受干扰。

3）重度疼痛：疼痛剧烈，不能忍受，需用镇痛药物，睡眠受严重干扰，可伴自主神经紊乱或被动体位（指不能依靠自身的力量来调整或变换肢体的位置，处于一种固定而不适的状态）。

## 211. 疼痛的伴随症状有哪些?

了解疼痛的伴随症状可有助于患者及家属正确认识疼痛给患者带来的危害，及时正确治疗疼痛。通常疼痛的伴随症状有以下三个方面：

（1）生理性症状：严重疼痛会导致患者出现恶心、呕吐、心慌、头昏、四肢发冷、出冷汗、血压下降甚至休克。慢性疼痛会引起患者失眠、便秘、食欲缺乏、肢体活动受限等。

（2）心理变化：顽固性及恶性疼痛会使患者感到抑郁、恐惧、焦躁不安、易怒、绝望等。

（3）行为异常：多见于慢性疼痛的患者。不停地述说疼痛的体验及对其的影响如何。不断抚摸疼痛部位，甚至以暴力捶打。坐卧不安、尖叫呻吟、伤人、毁物。

## 212. 如何向医生描述疼痛？

首先应该向医生准确描述疼痛的部位：哪里感到疼痛？哪里疼痛最明显？是否伴随其他部位的疼痛？疼痛部位是否游移不定？

其次要告诉医生疼痛发作的特点：是持续痛还是间歇痛？什么因素会使疼痛加剧或缓解？一天中什么时间感到最痛？间歇痛多长时间发作一次？

最后要向医生描述你感受的疼痛程度：是轻度、中度、重度还是严重痛？

特别要注意的是，对疼痛程度的判断应该是依据患者所表述的主观感觉，而不是医生认为“应该是怎样的程度”。所以患者正确向医生描述自己的疼痛可以帮助医生对患者进行有效地治疗。

## 213. 世界卫生组织推荐的治疗癌痛三阶梯止痛方案是什么？

为了提高癌症患者的生活质量，达到持续镇痛的效果，使癌痛患者夜间能眠，白天休息、活动、工作时无痛，世界卫生组织推荐采用三阶梯止痛方案，其具体分类如下：

（1）第一阶梯：应用非阿片类药物止痛，加用或不加用辅助药物。

（2）第二阶梯：如果疼痛持续或加剧，在应用非阿片类镇痛药基础上加用**弱阿片类药物**和辅助药物。

（3）第三阶梯：强阿片类药物与非阿片类镇痛药及辅助药物合用，直到患者获得完全镇痛。

如果疼痛仍然持续，应进行神经破坏或介入治疗等有创性治疗。尽量维持无创性给药途径，因这种途径简单、方便、安全、费用低。

## 214. 三阶梯镇痛方案的基本原则是什么？

三阶梯镇痛方案的基本原则为：按阶梯给药，无创给药，按时给药，用药个体化，注意具体细节。

（1）按阶梯给药

1）据患者的疼痛程度给予相应阶梯的药物，如果患者就诊时已经是重度疼痛，就应该直接使用重度镇痛药，无需从第一阶梯开始。

2）在使用第一或第二阶梯药物时，其镇痛作用都有一个最高极限（天花板效应），因此，在正规使用第一、第二阶梯药物后，如果疼痛不能控制，不应再加量、换用、联用同一阶梯的镇痛药物，应选择更高阶梯的镇痛药物。

3）第三阶梯代表药物为吗啡，此阶梯药物没有“天花板效应”，如果常规剂量控制疼痛效果不佳，可以逐渐增加吗啡剂量，直至完全控制疼痛为止。

（2）无创给药：在可能的情况下尽量选择口服、透皮贴剂等无创方式给药，这种用药方式简单、经济、方便、易于患者接受，并且不易产生成瘾性及药物依赖性。

（3）按时给药：按规定时间间隔给药，不论患者当时是否有疼痛发作，而不是等到患者疼痛时才给药，这样可保证达到持续镇痛的效果。

（4）用药个体化：不同的患者对麻醉性镇痛药的敏感度存在个体差异，而且差异度可能很大，同一个患者在癌症的不同病程阶段疼痛程度也在发生变化，所以阿片类药物没有标准用量，要时刻根据患者的疼痛缓解状况增、减用药剂量，凡是能够使疼痛控制的剂量就是正确的剂量。

（5）注意具体细节：对服用镇痛药的患者要注意监护，密切观察其反应，目的是使患者获得最佳镇痛的同时产生最小的副作用。

## 215. 哪些是三阶梯止痛方案常用的镇痛药？

很多患者不知道自己服用的药物属于哪一个阶梯，按三阶梯止痛方案常用的镇痛药有：

（1）第一阶梯：轻度镇痛药，以非甾体类药物为主。常用的有阿司匹林、意施丁（消炎痛控释片）、泰诺林（对乙酰氨基酚为主）、百服宁（对乙酰氨基酚为主）、必理通（对乙酰氨基酚）、散利痛（对乙酰氨基酚+咖啡因等）、芬必得（布洛芬）、扶他林（双氯芬酸钠）、凯扶兰（双氯芬酸钾）、奥湿克（双氯芬酸钠+米索前列醇）、奇诺力（舒林酸）、莫比可（美洛昔康）、萘普生、西乐葆等。

（2）第二阶梯：中度镇痛药，以**弱阿片类药物**为主。常用的有奇曼丁（盐酸曲马多缓释片）、泰勒宁（氨酚羟考酮）、路盖克（可待因+对乙酰氨基酚）、氨酚待因（可待因+对乙酰氨基酚）、双克因（酒石酸二氢可待因控释片）、泰诺因（可待因+对乙酰氨基酚）、盐酸丁丙诺啡舌下片、盐酸布桂嗪注射液（强痛定针剂）等。

（3）第三阶梯：重度镇痛药，强阿片类药物。常用的有美施康定（硫酸吗啡控释片）、奥施康定（盐酸羟考酮控释片）、多瑞吉（芬太尼透皮贴剂）、盐酸吗啡片剂及针剂等。

## 216. 癌痛患者应该何时开始止痛治疗?

目前主张，癌症患者一旦出现疼痛就应及早开始止痛治疗，而不必忍受疼痛的折磨。疼痛会影响患者的生活质量，使患者无法正常睡眠、工作、娱乐等，部分患者还会出现抑郁、焦虑、消沉等心理障碍。早期的癌痛在疾病未恶化时，及时、按时用药比较容易控制，所需镇痛药强度和剂量也最低，还可避免因治疗不及时而最终发展成难治性疼痛。

## 217. 什么是非阿片类镇痛药?

非阿片类镇痛药是指止痛作用不是通过激动体内阿片受体而产生的镇痛药物。按作用机制主要分为以下两类：

（1）非甾体类抗炎镇痛药：具有解热镇痛，兼具消炎、抗风湿、**抗血小板聚集**作用的药物。主要用于治疗炎症、发热和疼痛，如吲哚美辛、对乙酰氨基酚、芬必得（布洛芬）、萘普生、奇诺力（舒林酸）、西乐葆等。

（2）非阿片类中枢性镇痛药：作用于中枢神经系统，影响痛觉传递而产生镇痛作用，如曲马多、氟吡汀。

## 218. 什么是阿片类镇痛药?

阿片类镇痛药为一类作用于中枢神经系统，激动或部分激动体内阿片受体，选择性减轻或缓解疼痛，对其他感觉无明显影响，并能保持清醒的一类止痛药物。镇痛作用强，还可消除因疼痛引起的情绪反应。阿片类镇痛药按药物来源可分为以下三类：

（1）天然的阿片生物碱，如吗啡、可待因。

（2）半合成的衍生物，如双氢可待因。

（3）合成的麻醉性镇痛药，哌替啶（杜冷丁）、芬太尼族、美沙酮等。

## 219. 阿片类镇痛药物是治疗癌痛的首选吗？

阿片类药物是最古老的止痛药，也是迄今为止最有效的止痛药。世界卫生组织提出：“尽管癌痛的药物治疗及非药物治疗方法多种多样，但是在所有止痛治疗方法中，阿片类止痛药是癌痛治疗中必不可少的药物。对于中度及重度的癌痛患者，阿片类止痛药具有无可取代的地位”。在癌痛治疗中之所以对阿片类镇痛药的作用有如此高的评价，是缘于这类药物有以下三大特点：

（1）止痛作用强：阿片类药物的止痛作用明显超过其他非阿片类止痛药。

（2）长期用药无器官毒性作用：阿片类药物本身对胃、肠、肝、肾等器官无毒性作用。

（3）无“天花板效应”：因肿瘤进展而使患者癌痛加重时，或用阿片类药止痛未达到理想效果时，可通过增加阿片类药物的剂量提高止痛治疗效果，其用药量无最高限制性剂量。

根据以上对阿片类药物的研究，认为阿片类药物是治疗癌痛的首选。

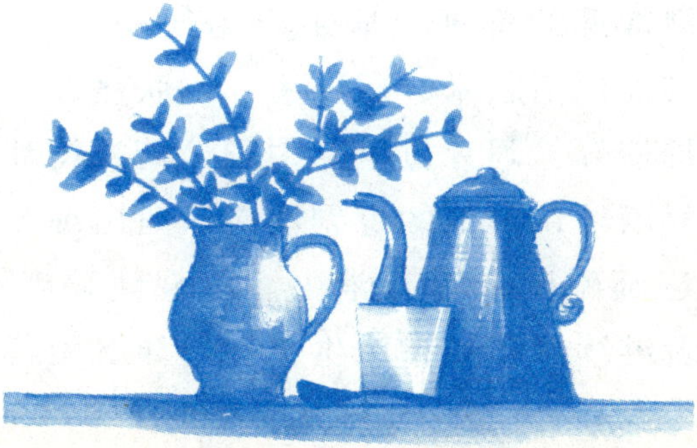

## 220. 口服阿片类镇痛药控释片控制疼痛趋于稳定，但有时会出现突发性疼痛怎么办?

突发性疼痛也叫暴发痛，是指在持续、恰当控制慢性疼痛已经相对稳定基础上突发的剧痛。突发性癌痛常常被患者报告为无规律性、散在发生、急性发作、持续时间短、瞬间疼痛加剧、强度为中度到重度，可以超出患者已控制的慢性癌痛水平。暴发痛可以是与原发性疼痛一致或者感觉完全不同的阵发性疼痛。暴发性癌痛可以由不同诱发因素而发作（与肿瘤相关、与治疗相关、伴随的其他疾病），病理生理机制也可能不同（伤害性疼痛、神经源性疼痛、复合性疼痛）。暴发痛可以干扰患者的情绪、日常生活（睡眠、社会活动、生活享受等），对疼痛的总体治疗产生负面影响。所以，及时治疗暴发性癌痛非常有必要。发生了暴发性疼痛的患者一定要告诉医生，而不要因为暴发痛的持续时间短而隐忍疼痛。目前，治疗暴发性癌痛的主要方法是：在医生的指导下使用合适补救剂量的即释或速释型阿片类药物，并根据暴发痛的原因合理应用辅助药物。

## 221. 阿片类镇痛药物的毒副反应有哪些？出现后要停药吗?

阿片类药物常见的毒副反应主要为便秘（发生率90%）和恶心、呕吐，其他包括眩晕、尿潴留、皮肤瘙痒、嗜睡及过度镇静、躯体和精神依赖、阿片过量和中毒、精神错乱及中枢神经毒副反应。除便秘以外，其他的毒副反应一般出现在用药初期，数日后患者都会逐渐耐受或自行消失。出现便秘者可采用对症治疗，不影响患者继续用药。在医生正确指导下用药，其他少见和罕见的毒副反应可减少或避免发生。所以患者不必担心阿片类药物会发生严重毒副反应而停药。

## 222. 什么是药物的耐药性？镇痛药也能产生耐药性吗？

耐药性又称抗药性，指微生物、寄生虫或肿瘤细胞与药物多次接触后，对药物的敏感性下降甚至消失，致使药物对耐药微生物、寄生虫或肿瘤细胞的疗效降低或无效。

镇痛药反复使用后也会产生耐药性，其结果导致镇痛作用下降，作用时间缩短，有些需要逐渐增加剂量才能维持其镇痛效果。

## 223. 什么是药物的依赖性？镇痛药会产生依赖性吗？

药物的依赖性俗称药瘾或瘾癖，它分为精神依赖和躯体依赖两种。

精神依赖又称心理依赖，也就是大家通常所说的成瘾性，是指患者对某种药物特别渴求，服用后在心理上有特殊的满足感。镇痛药物容易产生成瘾性，阿片类药物成瘾的特征是持续、不择手段地渴求使用阿片类药物，主动觅药，目的不是为了镇痛，而是为了达到“欣快感”，这种对药物的渴求行为会导致药物的滥用。对精神依赖的过于担心是导致医生和患者未合理使用阿片类药物的重要原因。大量国内、外临床实践表明，阿片类药物用于癌症患者镇痛而成瘾者极其罕见。

身体依赖是指重复多次地给予同一种药物，使患者中枢神经系统发生了某种生理或生化方面的变化，致使对某种药物成瘾，也就是说需要某种药物持续存在于体内，否则药瘾大发产生戒断症状。阿片类药物成瘾表现为：用药一段时间后突然停用，患者出现流涕、流泪、打哈欠、出汗、腹泻、失眠及焦虑、烦躁等一系列戒断症状。戒断症状很容易通过逐渐减少用药剂量来避免。

耐药性和躯体依赖性是阿片类药物的正常药理学现象，癌痛患者通常使用的是阿片类药物的控释或缓释剂型，极少发生精神（心理）依赖。癌痛患者如发生药物依赖性并不妨碍医生有效地使用此类药物。

## 224. 害怕增加阿片类镇痛药物剂量怎么办?

有些患者因害怕药物成瘾而不敢增加阿片类药物剂量，造成用药剂量不足，这样会导致镇痛不足，长期的疼痛刺激将使疼痛进一步加重，形成神经病理性疼痛等难治性疼痛，形成恶性循环。对于癌症患者，疼痛治疗的主要目的应该是根据患者具体情况，合理、有计划地综合应用有效镇痛治疗手段，最大限度缓解癌痛症状，持续、有效地消除或减轻疼痛，降低药物的毒副反应，最大限度地提高患者的生活质量。理想的镇痛治疗应该是使患者达到无痛休息和无痛活动，消除疼痛是患者的基本权利，所以每个癌痛患者都不应该忍受不必要的疼痛，要相信疼痛是可以控制的，要在医生的指导下最大限度地缓解自己的疼痛。

## 225. 长期服用阿片类镇痛药物的患者有最大剂量的限制吗?

阿片类药物是目前发现镇痛作用最强的药物，并且没有“天花板效应”，镇痛作用随剂量的增加而增强，因此，并不存在所谓最大或最佳剂量。对个体患者而言，最佳剂量是指达到最有效镇痛作用的同时毒副反应可以耐受的剂量。所以，只要止痛治疗需要，就可以使用最大耐受剂量的阿片类镇痛药，以达到理想缓解疼痛。

## 226. 长效阿片类镇痛药物能否联合使用？

首先要告诉患者联合使用长效阿片类药物是不规范用药，没有任何一个权威《癌痛诊治指南》推荐这样用药；其次，也没有必要这样做，在医生指导下可以通过增加单一阿片类药物的剂量来实现良好的镇痛效果。此外，还要告诉患者联合应用长效阿片类药物是有害的，两种长效类阿片药物作用机制相似，药理作用叠加，毒副反应发生的种类有可能会增加、机率会增大，用药剂量不容易掌控，容易过量。一旦过量，出现的毒副反应难以处理。

## 227. 一旦使用阿片类镇痛药就需要终身用药吗？

一些服用了阿片类镇痛药的癌痛患者在接受化疗、放疗、手术治疗或其他抗肿瘤治疗后，肿瘤得到了控制，疼痛明显减轻，这些患者想知道镇痛药是否可以停止服用。答案是只要疼痛得到满意控制，可以随时安全停用阿片类镇痛药。吗啡每天用药剂量在 30~60mg（毫克）时，突然停药一般不会发生不良反应。长期大剂量用药者，突然停药可能出现戒断综合征。所以长期大剂量用药的患者应在医生指导下逐渐减量停药。

## 228. 长期用阿片类镇痛药会成瘾吗?

对阿片类药物成瘾的恐惧是影响患者治疗疼痛的主要障碍。世界卫生组织对癌痛患者应用镇痛药已经不再使用成瘾性这一术语，替代的术语是药物依赖性。镇痛药躯体依赖性不等于成瘾性，而精神依赖性才是人们常说的成瘾性。躯体依赖性常发生于癌痛治疗过程中，表现为长期用阿片类药物后对药物产生一定的躯体依赖性，突然中断用药会出现流涕、流泪、打哈欠、出汗、腹泻、失眠及焦虑、烦躁等戒断症状。癌痛患者因疼痛治疗的需要对阿片类药物产生耐受性（需要适时增加剂量才能达到原来的疗效）及躯体依赖性是正常的，并非意味已“成瘾”，不影响患者继续安全使用阿片类镇痛药。在医生的指导下，采用阿片类药物控释、**缓释制剂**，口服或**透皮给药**，按时用药等规范化用药方法，可以保证理想的镇痛疗效。

## 229. 非阿片类镇痛药与阿片类镇痛药相比更安全吗?能多吃吗?

许多患者及家属认为，阿片类药物会成瘾，非阿片类药物比阿片类药物安全，可以多吃，其实这种想法和做法都不对。非阿片类镇痛药止痛效果并不与用量成正比，当达到一定剂量水平时，增加用药剂量并不能增加镇痛效果，而且药物的不良反应将明显增加，这就是通常所说的“天花板效应”。如果在医生指导下做到阿片类药物的正确用药和个体化用药，可防止药物的不良反应，那么，长期用药对肝及肾等重要器官无毒性作用。与之相比，非阿片类镇痛药长期用药或大剂量用药发生器官毒性反应的危险性明显高于阿片类镇痛药。非甾体类抗炎药是非阿片类药中的一种，在用药初期大多无明显不良反应，但长期用药，尤其是长期大剂量用药则可能出现消化道溃疡、血小板功能障碍及**肾毒性**等不良反应。大剂量对乙酰氨基酚可引起肝毒性。

总之，如果正确使用，一般阿片类镇痛药比非阿片类药更安全。

## 230. 癌痛患者在接受其他抗肿瘤治疗的同时可以使用镇痛药吗？

许多癌症患者在进行化疗、放疗、手术治疗或其他抗肿瘤治疗的过程中出现疼痛，这些患者通常会担心镇痛药会影响抗肿瘤治疗的效果而尽量忍受疼痛。目前的研究显示，镇痛药对其他抗肿瘤药没有不良影响，良好的镇痛可以有助于患者顺利完成其他抗肿瘤治疗。

## 231. 哌替啶（杜冷丁）是安全有效的镇痛药吗？

经常有一些患者会对医生说："我疼得很厉害，吃药没用，我要打杜冷丁。"这种观点是错误的，目前，世界卫生组织已不再推荐使用哌替啶（即杜冷丁）作为癌痛患者的镇痛药物。哌替啶的镇痛作用强度仅为吗啡的1/10，在体内的代谢产物具有潜在**神经毒性**及**肾毒性**。此外，因哌替啶口服吸收利用率差，多采用肌内注射给药，肌内注射使患者注射局部产生硬结和新的疼痛感，不宜用于慢性癌痛的治疗。

## 232. 癌痛患者如果合并有神经病理性疼痛怎么办？

神经病理性疼痛是由于神经系统损伤或受到肿瘤压迫或浸润所致的一种难治性疼痛。患者在服用阿片类镇痛药的同时，应根据疼痛的不同表现联合应用其他辅助药物。表现为烧灼样疼痛的患者应加服三环类抗抑郁药，如阿米替林、多虑平等；表现为电击样疼痛的患者应加服抗惊厥药，如加巴喷丁、卡马西平等。

## 233. 癌痛患者除口服镇痛药外，还有哪些治疗方法？

癌痛的原因多样，性质复杂，所以癌痛的综合治疗也显得很重要。目前，癌痛治疗中应用的方法很多，除口服镇痛药治疗外，还有放射治疗、化学治疗、放射性核素治疗、神经阻滞、脊髓刺激、射频消融、中医中药辅助治疗及心理治疗等方法。

## 234. 心理治疗对治疗癌痛有意义吗？

癌痛的顽固和持续存在，使之比其他任何症状更易引起患者的心理和精神障碍、抑郁、焦虑等不良情绪，明显地加重疼痛的感知和体验，所以在控制癌痛的同时引入心理和精神治疗越来越受到人们的关注。心理治疗是通过宣传教育以及医生、患者、家属间的交流，让患者获得有关知识，采用转移注意力、放松训练、精神治疗等方法引导患者正确看待身体的感觉和现实，纠正错误认识，改善或重建对现实问题的看法和认识，改变身体对疼痛的反应，增强患者的治疗信心，对有效地控制癌痛能起到很好地辅助作用。

# （九）营　养

## 235. 营养和食物是一回事吗？

营养是机体摄取、消化、吸收、代谢和利用食物或营养素以维持生命活动的整个过程。而食物是维持人体生命和机体活动的最基本物质条件之一。营养是过程，食物是物质。人通过摄入食物满足机体营养的需求，完成生命新陈代谢和运动。

## 236. 何谓膳食？

所谓膳食就指日常食用的饭菜。根据不同疾病的病理和生理需要，可以将各类食物改变烹调方法或改变食物质地而配制膳食，其营养素含量一般不变。医学上膳食的种类包括：常规膳食、特殊治疗膳食、诊断用的试验膳食和代谢膳食。

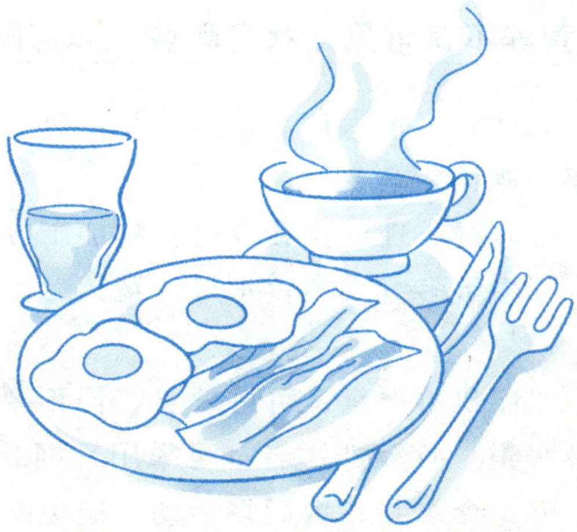

## 237. 何谓平衡膳食？

平衡膳食是维持人体健康的最基本物质条件之一。包括：①充足的热能；②足够的蛋白质；③适量的脂肪；④充足的无机盐、维生素；⑤适量的膳食纤维；⑥充足的水分。

## 238. 人体最基本的营养物质有哪些？有何作用？

维持人体健康的最基本物质条件包括：充足的热能——用以维持正常的生理功能及活动；足够的蛋白质——用以维持生长发育、组织修补更新及维持正常的生理功能；适量的脂肪——以提供不饱和脂肪酸特别是必需脂肪酸，同时可促进脂溶性维生素吸收；充足的无机盐、维生素——以满足生长发育和调节生理功能的需要；适量的膳食纤维——以助于肠道蠕动和正常排泄，减少肠内有害物质的存留；充足的水分——以维持体内各种生理过程的正常进行。

## 239. 营养不良常见症状有哪些？如何解决？

营养不良最常见症状是厌食，还有味觉迟钝、口干、吞咽困难、腹胀、便秘、腹泻等。

厌食症状：可通过心理调整和改进食物加工方法来减轻。

味觉迟钝：可少量多餐，多食水果、蔬菜，增加食物色泽和香味。

吞咽困难：如症状不严重，可进软食，但不要进流食，以免造成食物吸入呼吸道。症状严重者，可采用管饲或肠外营养。

出现腹胀：可少食多餐，餐后多活动，避免吃产气食物。

便秘：是由于食入膳食纤维少、活动减少和使用麻醉药品有关。应多食纤维类水果、蔬菜。

腹泻：多因化疗、腹部放疗或肠道手术所致。应调整饮食，多吃富含纤维素的食物，少吃刺激性食物。

恶病质是肿瘤晚期表现，应改善患者营养方式，提高生命质量。

## 240. 如何配制软食？

软食质软、易嚼，比普食更易消化。每日供应3餐或5餐（3餐外加2餐点心）。主要适用于消化吸收能力稍弱的患者、低热患者、老年人及幼儿以及肛门、结直肠术后患者。能量供给每日在2200～2400kcal。食物中植物纤维和动物肌纤维须切碎煮烂。因食物中可能丧失维生素和矿物质，应额外补充菜汁、果汁等。

## 241. 如何配制半流质饮食？

半流质饮食是较稀软、呈半流质状态，易于嚼和消化的食物。介于软食和流质饮食之间。主要适用于发热患者、口腔、耳鼻咽喉和颈部手术后患者。全天能量供给为1500～1800kcal。应少食多餐，每餐间隔2～3小时，每天5～6餐。主食定量每日不超过300g。

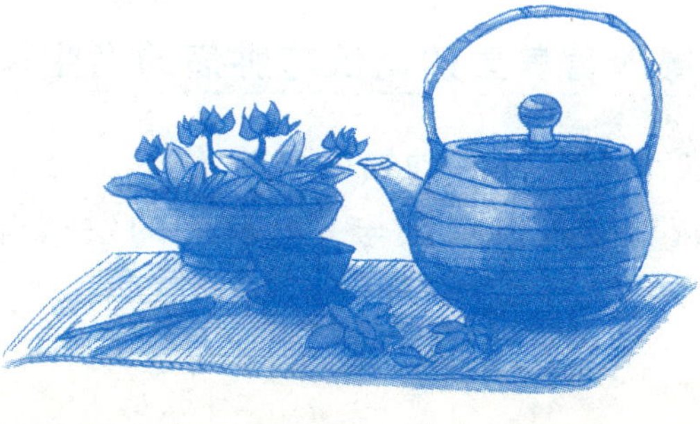

## 242. 如何配制流质饮食?

流质饮食是极易消化、含渣很少、呈液体状态饮食，简称流食。所供给能量、蛋白质及其他营养素均较缺乏，不宜长期使用。流食又分为流质饮食、浓流质饮食、清流质饮食、冷流质饮食和不胀气流质饮食。流食适用于高热、病情危重、术后易进流食患者。流质饮食每日供给能量800kcal，只能短期（1~2天）使用，少量多餐（6~7餐），不含刺激食物及调味品。

## 243. 肠内营养和肠外营养有什么不同，哪种方法营养好?

肠内营养是采用经口、鼻饲等方式经过胃肠消化吸收获得人体需要的营养物质。肠外营养也称静脉营养，是指经静脉将营养素输入人体内。能输入人体内的营养素有葡萄糖、氨基酸、蛋白质水解物、矿物质、微量元素、维生素和脂类等。

只要患者能进食，应尽量采用肠内营养方式给予营养。肠内营养方法完全符合机体生理消化过程。肠外营养尽管补充了可以满足机体生理需求的营养，但长期使用肠外营养会造成**肠屏障功能**低下，导致感染等并发症发生。

## 244. 摄入营养素的高低与肿瘤的发生有关吗?

摄入营养素高或低都与肿瘤的发生有关，所以需要均衡的膳食。目前了解营养素的高或低与一些肿瘤的发病有关：

（1）高能量饮食可致肠癌、乳腺癌、肝癌、胆囊癌、胰腺癌、结肠癌、肾癌和子宫癌的发生率增高。

（2）高蛋白饮食可使淋巴瘤发生率增高，低蛋白饮食可使肝癌、食管癌发病率增高，而使乳腺癌发生率降低。

（3）高脂肪饮食可致乳腺癌、肠癌、前列腺癌发生率增高，低脂肪饮食使宫颈癌、子宫癌、食管癌和胃癌发生率增高。

（4）食用过少食物纤维可致结肠癌和大肠癌发生率增高。食用过多食物纤维可致胃癌和食管癌发生率增高。

（5）大量饮酒可致肝癌、口腔癌、喉癌、食管癌、乳腺癌、甲状腺癌、皮肤癌等癌症的发生率增高。

（6）维生素A缺乏可致口腔黏膜肿瘤、皮肤乳头状瘤、颌下腺癌发生率增高。

（7）维生素$B_1$和维生素$B_2$缺乏可致肝癌发生率增高。

（8）维生素$B_{12}$缺乏可致胃癌和白血病发生率增高。

（9）维生素C高摄入可降低胃癌、口咽部肿瘤、食管癌、肺癌、胰腺癌和宫颈癌的发生率。

（10）维生素E缺乏会导致肺癌、乳腺癌和子宫颈癌发生率增高。

（11）碘缺乏可致甲状腺和甲状旁腺癌发生率增高。

（12）硒食入缺少可致乳腺癌、卵巢癌、结肠癌、直肠癌、前列腺癌、白血病、胃肠肿瘤和泌尿系统肿瘤发生率增高。

（13）高钙、高维生素D可使结直肠癌发生率降低。

（14）铁缺乏可致胃肠道肿瘤发生率增高。

（15）锌食入缺乏可使肺癌、食管癌、胃癌、肝癌、膀胱癌和白血病发生率增高。

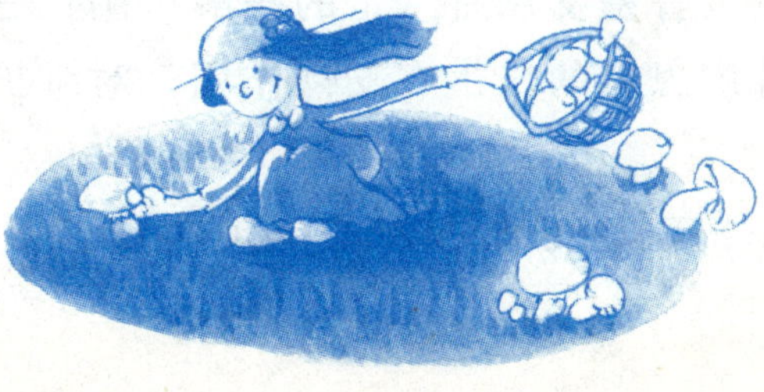

## 245. 哪些补品有抗肿瘤作用？

肿瘤患者及家属都希望通过食用补品增加抗肿瘤作用，以下一些食品与抗肿瘤作用有关：

（1）冬虫夏草的主要成分是蛋白质，含有丰富的游离氨基酸、多糖、微量元素、维生素 $B_{12}$、冬虫夏草素等。虫草具有良好的免疫调节功能，对骨髓造血功能及血小板的生成有促进作用，这对减轻放、化疗的毒副反应有好处。

（2）香菇中提取的香菇多糖可提高免疫功能，促进白细胞介素-2 和肿瘤坏死因子的生成，提高体内超氧化物歧化酶活性，这些作用对保肝降脂、延缓衰老有益。香菇中含有一种“β-葡萄糖苷酶”，这种物质可促进机体的抗癌作用，因此有人把香菇说成防癌食品。

（3）灵芝中含有丰富的有机锗，对预防肿瘤有作用，也是良好的免疫增强剂。放、化疗的肿瘤患者服用灵芝，可以增强骨髓细胞蛋白质及核酸的合成，保护骨髓功能，减少化疗药物及射线对骨髓的损害，从而提高细胞免疫功能及外周血中白细胞的数量。

（4）人参中含有人参皂苷、人参多糖及多种氨基酸、多肽等，可明显提高细胞免疫功能，调节机体免疫失衡状态。肿瘤患者食用人参有三大益处：一是人参皂苷、人参多糖、人参烯醇类及人参挥发油具有抑瘤作用；二是人参三醇及人参二醇对 X 线照射引起的损伤及**骨髓抑制**有一定的缓解作用；三是人参对增强体质及中晚期肿瘤患者的扶正有支持作用，对维护和提高其生活质量有益。

（5）枸杞子提取物可促进细胞免疫功能，增强淋巴细胞增殖及肿瘤坏死因子的生成，对白细胞介素-2也有双向调节作用。

（6）银耳具有提高机体免疫功能的效果，肿瘤患者外周血T淋巴细胞减少，活性降低，多吃银耳会提高免疫细胞的功能。

（7）海参提取物刺参酸性黏多糖注射入小鼠腹腔，对小鼠接种的肉瘤、黑色素瘤、乳腺癌等瘤株有抑制作用。对放射性损伤的小鼠骨髓有保护作用，促进造血功能，表现为骨髓有核细胞增多，脾重量上升。

（8）鳖甲可以提高细胞免疫功能，抑制肿瘤。

（9）大枣含有丰富的环磷酸腺苷。丰富维生素可促进造血，并可提高机体免疫力。

## 246. 如何选择富含维生素的食物？

对于癌症预防或保健，推荐多吃新鲜蔬菜和水果。蔬菜、水果中不但含有丰富的抗氧化剂，如类胡萝卜素、维生素C、维生素E等，还含有植物化学物质，包括萜类化合物、有机硫化合物、类黄酮、植物多糖等。这些植物化学物质具有抗氧化、调节免疫力、抑制肿瘤等作用。有充分证据表明蔬菜和水果能降低口腔、咽、食管、肺、胃、结直肠等癌症的发病风险。

**常见维生素、微量元素、宏量元素含量丰富的食物表**

| 维生素 | 食物来源 |
| --- | --- |
| 维生素C | 鲜枣、柑橘类、刺梨、木瓜、草莓、芒果、西兰花 |
| 维生素A | 动物肝、甘薯、胡萝卜、菠菜、芒果 |
| 维生素$B_1$ | 猪里脊肉、绿茶、糙米、花斑豆、烤土豆 |
| 维生素$B_2$ | 玉米、紫米、黑米、大麦、菠菜、鸡肉、鲑鱼 |

续 表

| 维生素 | 食物来源 |
| --- | --- |
| 维生素 $B_3$ | 鸡肉、金枪鱼、牛肉、花生、 |
| 维生素 $B_{12}$ | 牡蛎、螃蟹、牛肉、鲑鱼、鸡蛋 |
| 叶酸 | 菠菜、橘子、莴苣、生菜 |
| 维生素 D | 蛋黄、动物肝、鱼类、强化牛乳 |
| 维生素 E | 坚果类、植物油类、鹅蛋黄、木瓜 |
| 铁 | 猪肝、鸡肝、牡蛎、牛肉、什锦豆类 |
| 硒 | 坚果、猪肾、金枪鱼、牛肉、鳕鱼、 |
| 锌 | 牡蛎、小麦胚粉、山核桃 |
| 钙 | 酸奶、奶酪、牛奶、沙丁鱼、豆干、黑芝麻 |
| 钾 | 香蕉、黑加仑、龙眼、小麦胚粉、豆类、干银耳、紫菜 |

## （十）正在探讨的其他治疗方法

### 247. 我们为什么需要新药?

“有病吃药”这是我们常说的一句话，而且“对症下药”病才有可能治好。但是在癌症治疗的过程中，即使是“对症下药”了，病还不一定能治好。因为，癌细胞太狡猾了，它们适应环境的能力非常强。它们是从患者身体中叛变出来的敌人，会根据曾经杀伤它的各种手段来改变自己，使自己不被再次攻击，这也就是医生常说的“耐药”。

新药就是以前没有用过的药，癌细胞还不认识它们。研究者要不断研制新药来杀死癌细胞，直到把它们从患者的身体中彻底消灭，患者才能得以健康生存。

## 248. 我们为什么会有新药?

随着人类对癌症认识的不断深入，目前已经找到了许多办法来对抗肿瘤。抗癌药有的是依据细胞周期杀死它，有的从代谢途径抑制它，有的会阻断肿瘤细胞的信号传导，或阻断癌细胞的营养供给，或者联合使用各种抗癌药来杀灭肿瘤细胞。遗憾的是癌细胞还会产生耐药。近年来，科学家们不断发现在癌细胞生长、扩散过程中出现新的目标点，即靶点。专家们针对这些靶点研制靶向药物，希望这些药物能够准确杀伤癌细胞，随着我们对癌症认识的增长，会有更多新药被研发出来用于治疗肿瘤！

## 249. 什么是抗肿瘤新药临床试验研究?

对于任何一个药物，我们都要了解其最重要的方面——安全性和有效性，在临床使用时才有把握。怎么才能了解药物是否安全和有效呢？就必须要通过这个药物的临床试验研究。药物的临床研究项目越多，研究结果越丰富，对我们了解这些药物就越有利。这也就是说，每个药品都是经过“考试”合格后才能够进入临床使用的，因此临床试验研究是每个在市场出售的药品必须经过的一关。

抗肿瘤药物都必须要经肿瘤患者的试用。一个全新的抗肿瘤药需要进行 20 项左右的临床前研究，在进入人体临床试验之前，要先在动物体内进行各种药物代谢、毒理方面的研究，然后才能在人体上经过Ⅰ~Ⅲ期的临床试验。如果临床研究结果证明该药是安全、有效的药物，它才能进入市场，为其他患者使用。

## 250. 抗肿瘤新药是怎么研发出来的?

新药的研发需要一个十分复杂的过程，但简单来说可以分成临床前研究和临床研究。临床前研究包括从药物筛选开始到进行各种动物实验，一般要进行药理实验、急性毒性实验、长期毒性实验、**药代动力学**实验、致畸实验、致癌实验、过敏实验等，能够在动物体内得到的试验数据都会在实施人体试验前完成。这些动物实验不仅在小动物如小鼠、大鼠身上做，还要在大动物如犬、猴等大动物身上做。动物实验资料要送到国家食品药品监督管理部门，经过严格的审批后才可能得到进入临床研究的批文。从药物筛选到进入临床研究只有百分之几的成功率，仿制药或改良的药物成功率会高一些，但会受到知识产权方面的限制。

在我国进入临床试验的新药都必须有国家药监部门正式批件，文件号可以通过正常途径查到，临床实验在与患者签署的知情同意书中一般都要注明这个批准文号，以证明这项试验的合法性。一个新药需要进行三个期别（Ⅰ、Ⅱ、Ⅲ期）的多项临床研究，这期间一般需要500名以上的患者参与临床试用。

## 251. 一个新药的研发需要多长时间？为什么?

由于新药的每项临床研究都需要按照试验方案进行，对需要观察和研究的病种或瘤种有严格的入选标准和排除标准，每位患者必须自愿参加试验，这样在试验进行期间就需要很长的时间才能收集到足够的病例数。Ⅰ期和Ⅱ期临床试验分别需要大约2年，Ⅲ期临床试验也需要2~3年，加上每个期别之间还要得到国家药监部门的审批，在顺利的情况下一般需要7~10年才能完成。如果在新药探索期间不顺利，就需要更长的时间。新药在实验的任何一个阶段都有被淘汰的可能性，所以一个新药的诞生就像一个新生儿的孕育和出生一样，需要经过精心的设计和实施，中间如果有任何问题都可能使它不能面市，惨遭淘汰的命运。

## 252. 如何能够参加新药临床研究？

大家都知道手机、电脑等产品最先进的型号都在实验室里。抗癌新药也是如此，最新的药物都在临床试验中。因此，参加临床研究可以是肿瘤患者、尤其是晚期肿瘤患者的一种有利的选择，特别是对多种治疗手段失败后的癌症患者，参加临床研究可能是更有希望的选择。

参与临床研究最重要的是信息，这些信息可以通过在医院就诊时询问医生、留意贴在走廊上的招募广告、向专门开展新药临床研究的部门了解，也可以通过网络找到这些试验。抗癌新药的临床试验都是和治疗相结合的，实验工作者与自愿参加实验者都要根据实验方案的要求进行双向选择，才能确定。

## 253. 什么是Ⅰ期临床试验？

Ⅰ期临床试验是检验新药对正常健康人及患者是否有毒性或其他害处的临床试验。包括初步的临床药理学研究、人体安全性评价试验及**药代动力学**试验，为制订给药方案提供依据。人体安全性评价通过耐受性试验来完成，主要目的是初步了解试验药物对人体的安全性情况，观察人体对试验药物的耐受及不良反应。**药代动力学**试验是要了解人体对试验药物的吸收、分布、代谢、消除等情况。

## 254. 什么是Ⅱ期临床试验?

Ⅱ期临床试验是检验新药是否有疗效的临床试验。其目的是初步评价试验药物对目标**适应证**患者的治疗作用和安全性，也包括为Ⅲ期临床试验研究设计和给药剂量方案的确定提供依据。Ⅱ期临床试验多会做两组人群对照的试验，即参加试验的人群分为试验药组与对照药组或安慰剂组，两组对照来确定试验药的疗效，但有的Ⅱ期试验也会只设一个试验组，单独看这个药物的疗效，然后把这个疗效与已有的资料进行对比，这样的试验设计所需例数比较少。

## 255. 什么是Ⅲ期临床试验?

Ⅲ期临床试验是检验、确证新药的最适剂量、用法、安全性及治疗作用的临床试验。其目的是进一步验证药物对目标**适应证**患者的治疗作用和安全性，评价患者受益与风险的关系，最终为药物注册申请的审查提供充分的依据。

## 256. 什么是Ⅳ期临床试验?

Ⅳ期临床试验是新药上市后由申请人进行的应用研究的临床试验。其目的是考察在广泛使用条件下的药物疗效和不良反应、评价在普通或者特殊人群中使用的受益与风险关系等，是在药品说明书指导下用药的临床研究，用以补充Ⅱ、Ⅲ期临床研究中未观察到的不良反应，尤其是在老年人、肝肾功能较差患者、心血管疾病患者等特殊人群用药后可能产生的不良反应，而这些人群在前面的临床研究中都是被排除的。

## 257. 什么是临床研究中的知情同意？

为了保护受试患者参加临床研究中的权益，使他们了解研究药物的性质及试验的过程，我国和国际上都建立了相应的《新药临床研究质量管理规范》，简称GCP规范。要求所有临床研究都必须通过伦理委员会审批，审批的内容包括临床研究方案、知情同意书等。知情同意书是为参加临床研究的受试者（健康志愿者及患者）提供的一份书面文件。参加临床研究之前，研究者（临床医生）会就这份告知书的内容向受试者讲解，其中包括临床研究的内容、背景、新药的作用机制、已经获得的临床研究结果、将要开展的临床研究内容、受试者可能面临的风险、可能得到的受益等，最重要的是受试者必须是自愿参加的，而且随时可以退出，受试者的隐私是得到保护的。受试者可以在医生与他进行知情同意谈话时充分的提问并应得到答案，患者在自愿的情况下签署知情同意书，同时可以保留这份同意书。签署知情同意书后就意味着参与了临床研究。作为受试患者，如果愿意参与临床研究，就应当积极配合医生（研究者），包括及时向医生通报自己的感受、不适，及时到医院就诊，进行各种检查。在家中服药时要认真记录服药情况，填写患者日志，有时还要定时测量血压等。这些内容都是临床研究中需要观察的安全性资料，这些对于评价一个药物的安全性和有效性极为重要。患者在参与临床研究时，也是临床研究的重要成员，他是整个研究组的观察对象，会得到所有研究者的关心和照顾，因此，配合临床研究工作也是受试者的义务，受试者有责任把自己的真实情况告诉医生，以便医生评价，并对他的治疗做出正确的决定。

如果患者的疾病进展了，或者医生认为他已不适合留在研究中，医生会让他终止研究，并且为他提供其他治疗方案，这时受试患者要服从研究医生的决定。还需要注意：在知情同意书中通常有两个联系方式，一个是研究医生的电话，一个是伦理委员会的电话，受试患者有关于研究或医疗方面的问题可以打电话给研究者，如果有关于受试者权益方面的问题可以与伦理委员会联系，将会得到相应的解答。

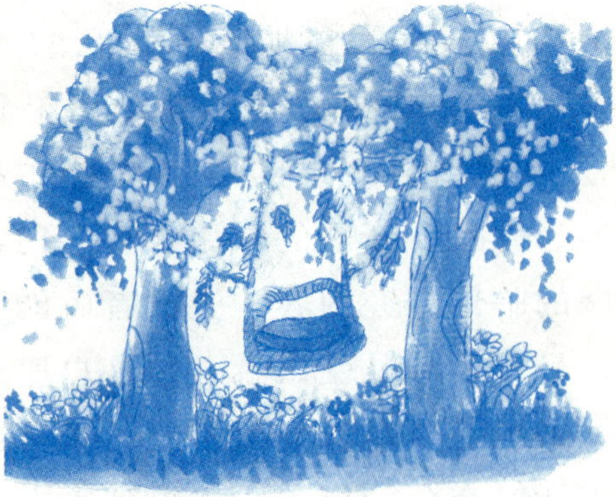

# 四、康复与预后篇

## 258. 肺癌患者治疗结束后多长时间复查？

肺癌患者治疗结束后应该间断复查，以便于在最早的时间内发现病情变化，对于早期患者通过复查及早发现复发或转移病灶，而对于晚期患者同样也能及早发现病变的进展，利于尽早治疗。多长时间复查一次为好呢？目前国内外还没有统一的认识，一般患者应几个月复查一次。对于较早期的患者，根据美国和中国的《临床治疗指南》推荐头两年每4~6个月进行一次体检+胸部增强CT检查，以后每年检查一次，劝告患者戒烟。如果身体不舒服可以随时进行检查。而对于晚期患者一般复查的较勤，每3个月要来复查一次，如果有特别不适应随时复查。

## 259. 复查时检测肿瘤标志物正常，是否还要进行影像学检查？

监测恶性肿瘤复发是肿瘤标志物在临床中应用的重要部分。在病情监测过程中，肿瘤标志物的异常升高应警惕肿瘤复发或进展。如果复查过程中发现肿瘤标志物正常，是否提示病情控制稳定，不需要继续进行影像学等检查呢？

事实上，即使复查中发现肿瘤标志物正常，患者仍需遵医嘱做进一步检查，主要有以下两方面的理由：

（1）肿瘤标志物是恶性肿瘤发生过程中肿瘤细胞分泌或肿

瘤细胞破坏而释放入血的抗原成分，当肿瘤较小或肿瘤细胞释放的抗原量较少时，释放入血的抗原成分非常有限，可能无法被现有的技术检测到，造成检测结果的**假阴性**。

（2）肿瘤细胞本身存在异质性，即使相同病理类型、相同临床分期的患者，其血清肿瘤标志物的浓度也存在很大差异。因此，并不是所有的肿瘤复发时均会伴有肿瘤标志物的升高。

综上所述，单靠肿瘤标志物的检验结果是无法判断病情的，患者需遵医嘱做进一步检查。

## 260. 复查发现肿瘤标志物增高，应该怎么办？

治疗过程中，医生往往会定期检测患者的血清肿瘤标志物，作为判断病情的参考依据。如果复查中发现肿瘤标志物较上次检测明显升高，首先要警惕肿瘤复发或进展，建议患者遵医嘱及时进行影像学等检查。此外，血清肿瘤标志物的测定受到许多因素的影响，不排除单次检测存在某些干扰因素导致**假阳性**的可能，应遵医嘱复查肿瘤标志物。

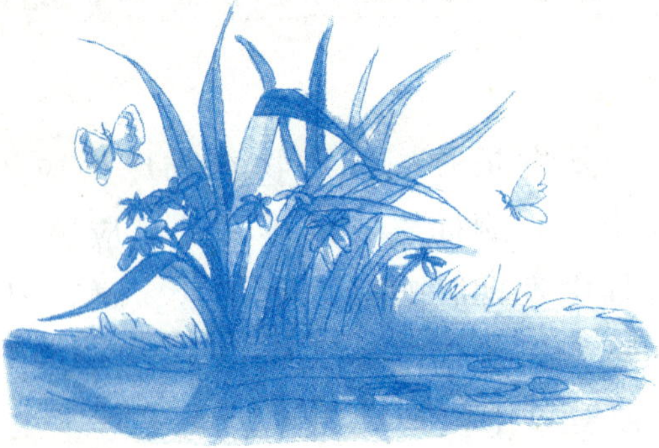

# 五、心理调节篇

## 261. 是否应该告诉患者病情?

大多数患者得知病情后一般都有情绪变化的过程。首先表现为震惊、麻木、否认，对危机表现为一定的情感距离，而不是深陷痛苦之中。数天之后才表现为明显的痛苦、焦虑、忧郁甚至愤怒。但随着时间的推移患者又会逐渐表现出对疾病的适应性，特别是随着治疗的开始，在其他人的帮助下很快会过渡到接受期，并与医护人员很好配合治疗，焦虑、抑郁程度明显减轻。不知道自己病情的患者在忍受疾病的打击和接受治疗感到痛苦时，如果得不到周围环境正确的引导和帮助，随着病情的进展会表现出明显的消极应对行为，焦虑、抑郁程度不断加重，对未来充满迷惑与绝望，甚至可能采取一些悲观绝望的应对方式。

所以，尽管患者知情后虽然会有一些负面心理活动，但在正确引导下会很快度过这段心理活动期，转而积极应对疾病。通过告诉患者癌症是可以治疗的，帮助其正确认识疾病，了解当前的医疗水平和发展趋势，积极开导患者，提供患者之间交流机会，这些都会消除患者的不确定感，从而促进适应性反应，可使其焦虑、抑郁的程度明显减轻。而对患者隐瞒病情的消极方式会使病情随着时间而逐渐加重，不利于患者的治疗。

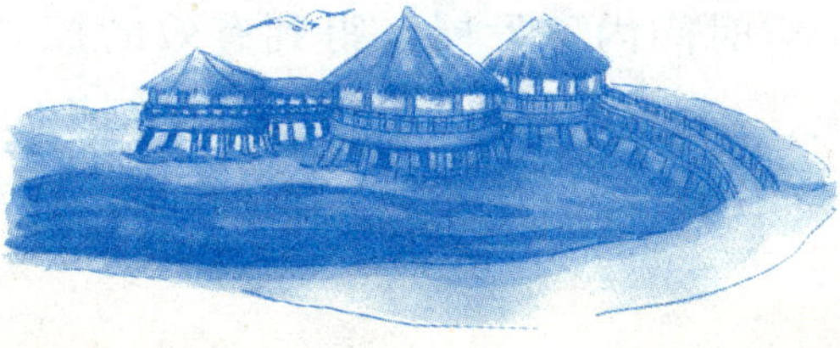

## 262. 怎样正确面对患恶性肿瘤的事实？

肿瘤在我国患病率越来越高，逐渐已超越心脑血管疾病的发病率，所以，人人都可能得肿瘤，得了肿瘤并不奇怪。与此同时，随着科学技术的不断发展和人们对肿瘤知识的不断普及，肿瘤的控制率得到了很大的提高。虽然肿瘤对人的身体危害极大，但得了肿瘤只要及时进行科学合理的治疗，很多患者都可以达到长期生存或治愈肿瘤的目的。美国国家癌症研究所的统计显示，目前恶性肿瘤的总体5年控制率已达60%，尽管有些肿瘤的控制率仍很低，但相当多的肿瘤治疗效果都有了很大提高，这是医学发展对人类的巨大贡献。一旦确诊恶性肿瘤后，患者和家属一定要镇静，千万不要惊慌失措，全家人安静地坐下来商讨一下，共同寻找正确的解决方案。如选择就医的医院、家属如何协助、手头事情的安排、治疗时间的保障、治疗经费的筹措等。紧张、焦虑、绝望、胡思乱想、盲目乱投医只会耽误治疗时机，加重患者的病情。罹患恶性肿瘤后，应到正规的肿瘤专科医院或三级甲等综合医院的肿瘤专科接受治疗，以保证取得尽可能好的疗效。

## 263. 肿瘤治疗效果不理想怎么办？

目前认为肿瘤的治疗与慢性疾患的治疗相似，不会一次就能治好。肿瘤治疗有几种目的：一是通过综合治疗的方式使肿瘤完全消失，达到完全治愈的目的，这也是患者最期望达到的疗效；其次是患者长期带瘤生存，定期服用药物，或是进行一定的治疗，使肿瘤在一定时间内不发展，得到有效的控制；再次就是在肿瘤进展的时候，经过一定的治疗，缓解患者的症状，比如疼痛、呼吸困难等。这些都是治疗要达到的目标，与治疗感冒的彻底痊愈是不同的。

在选择治疗方案的时候，医生会对患者进行评价，如果患者综合情况较好，有可能完全消除肿瘤，这也是我们所说的肿瘤治疗想达到的第一个目标。但是，因为期望值高，一旦肿瘤复发或转移，患者通常会丧失信心、感到沮丧。其实肿瘤复发或转移并不意味着没有办法治疗，此时就设定第二个肿瘤治疗的目标，患者应该采取积极的态度，听取医生的建议，通过适当的治疗，使自己能够带瘤生存，保持相对正常的生活。如果治疗不理想，到达了晚期，也可以通过一定的姑息治疗，使患者在精神上、身体上尽量减少压力。就像有些慢性疾病（如糖尿病、脑血管疾病）一样，需要长期服用药物。因此，首先应该正确对待肿瘤的治疗，明白治疗的目的，和医生一起共同与疾病作斗争，达到一个良好的生活状态，和家人朋友一起幸福地生活。

## 264. 如何保持积极、乐观的心态？

即使内心很坚强的人，在面对突如其来的疾病都不可避免地会出现心理的波动，无论是在确诊疾病时的怀疑与恐惧，还是在治疗和康复中的困惑与无助，这些都是正常的心理过程。但不良情绪郁结不散，会严重影响身体的康复。因此，患者需要有意识的进行自我心理调节，来减轻内心的痛苦。如适当地进行自我宣泄，向家人、朋友、医护人员诉说，相信会获得大家的理解和帮助。而不应将不良情绪埋在心底，个人忍受。患者要坚定战胜疾病的信念，并且通过不断暗示自己与其他人一样，是个“健康人”的自我鼓励方式、通过深呼吸、冥想、听舒缓音乐等方式来放松心情，感受宁静与平和；在身体允许的情况下，选择并参与自己喜欢的文体、娱乐活动，如太极、瑜伽、跳舞、读书、旅游等。适度的锻炼也是缓解心情的好方法，往往会收到意想不到的效果。以“过好每一天”的态度来应对疾病，努力让自己活在现实中，既不后悔昨日，也不预测明天，坚强、愉悦的过好今天。积极、乐观、向上的心态，将是战胜病魔最有力的武器！肿瘤恶性程度很高的患者最后治愈的例子不计其数。

## 265. 患者如何能尽快回归家庭、回归社会？

在经过一段时间的治疗后，疾病或是治愈、或是进入一个稳定的状态，患者就会面临下一个问题，即如何将“患者”这个角色顺利转变回“爱人”、“父/母”、“子/女”、“同事”等角色。患者可能会闷在家里怕见人，也怕跟人聊与疾病相关的话题。这时如果别人太关心会觉得可怜，不关心又会认为冷漠。而这种固守自封的状态会让患者越发孤独，甚至还会增加恐惧感，这对康复极端不利。患者应该试着敞开心扉，首先从与伴侣、亲人、朋友倾谈开始，对亲朋好友说出心中的希望与恐惧，在沟通、交流和分享中获得理解与支持，回归到家庭温暖的氛围中；接下来，患者应该主动走进社会，可以参加一些团体活动，如病友俱乐部、兴趣爱好俱乐部、丰富的文体活动等，视抗癌明星为榜样，积极参与病友间的沟通与交流。通过上述活动可以减少孤独与恐惧感，再加上适时进行自我心理调节，就可以逐步回归到正常的生活中去，恢复积极向上、豁达乐观的生活态度。

## 266. 如何能以平常心面对复查？

有的患者出院后不愿再到医院接受复查，大有“我与癌症一刀两断”的感觉，其实这是一种逃避心理，害怕疾病的复发与转移，不愿、不想、也不敢去面对，只是一味地躲避。但是不到医院复查，一旦身体出现问题就会错过最佳的治疗时期，失去挽救生命的机会，那将追悔莫及。因此应勇于面对疾病，认识到复查也是今后身体康复必需经过的一个阶段，既然治疗已经有了好的效果，就要善始善终，将复查进行到底。

复查前后的心理波动，又是很多患者面临的另一大难题。有的患者每当要去医院复查前都会万分紧张与焦虑，害怕真的复发了，那种恐惧与不安萦绕心头、挥之不去，直至复查结果显示一切正常，在心理学上这种现象被称之为“达摩克利兹综合征”。那么如何克服紧张和焦虑的情绪呢？除了进行自我心理调节外，患者还可以尝试来放空自己，什么都不想，只是尽自己最大的努力做好当前的事，这样可以在复查前后获得一些内心的平静。如果这些方法都不能缓解患者的紧张、焦虑，甚至失眠等症状时，应当到正规的心理门诊就诊。

## 267. 肿瘤复发了怎么办？

恶性肿瘤是一种慢性疾病，复发的原因有很多，除了肿瘤本身的原因，还有患者自己的心态和情绪，而心态和情绪可以通过患者自身努力得以控制和调整。逃避、恐惧对疾病的好转没任何帮助，只能是暂时的。因肿瘤复发、转移产生的悲观、失望的负面的情绪，对疾病的**预后**十分不利。因为吃不好、睡不着，精神状态不佳，都会导致抵抗力下降，从而导致身体状况的恶性循环。复发、转移不等于死亡，采取积极的态度，把有限的精力集中在积极解决现有的问题上，持之以恒地与肿瘤作斗争，往往会得到意想想不到的效果。

（1）建立良好的医患关系，相互信任、相互尊重可以增强医患共同抗癌的信心，有利于医生为患者制订最佳的治疗方案；有利患者积极配合医生治疗。只有在这种坚持不懈的努力下，才有可能随着新药、新的治疗方法的出现，争取到治愈肿瘤复发转移的机会。

（2）家人、朋友对患者生活、情感上的帮助、支持很重要。患者内心的担忧、疑虑，可以向家人、朋友诉说。情感上，家人、朋友可以为患者分忧解愁，帮助患者树立信心，共度难关；生活上，家人、朋友可以陪伴患者、料理家务，提供无微不至的照顾，并协助患者与医务人员沟通，帮助患者做出决定。从这个意义上说，家人、朋友是最好的参谋。

（3）如果患者心情持续不好，心理压力大，应及时向心理医生寻求帮助。一些人认为看心理医生就是得了精神病，顾虑重重，其实，心理医生可以为患者打开心结，消除或减轻负性情绪，释放心理压力，有助于提高治疗效果。

（4）转移注意力，做力所能及的事。得知复发或是转移后，之前建立的信心可能又被摧垮。这时要尽快调整，重新建立目标，重新燃起斗志。切忌独自在家冥思苦想，可以做做家务，也可以选择出去旅游，或把自己的抗癌心路记录下来。

（5）养成良好的生活习惯：适当锻炼、合理饮食、规律作息。保持良好的身心状态，为新的治疗做准备。

## 268. 如何应对失眠？

由于患肿瘤后的心理负担、经济压力、疼痛、睡眠习惯的改变、治疗的副作用，或者住院后环境改变等因素，常导致患者失眠。失眠又常导致其体力、精力消耗，心理痛苦加剧，生活质量降低，进而影响对放、化疗的配合。目前在失眠治疗上存在着一些误解，患者、家属往往过度关注药物的副作用，夸大了睡眠药物的依赖性，从而对失眠关注不足。针对不同失眠情况，应采取不同的措施。

（1）做好睡觉前的准备：睡觉前的准备应因人而异，对于疼痛的患者给予镇痛剂，恶心、呕吐患者给予止吐药，对睡前有特殊嗜好的，如喝牛奶、喝饮料应给予满足，有条件者可以做身体按摩。

（2）住院患者很常见的失眠情况是睡眠时间颠倒了，就是白天输液时睡觉，晚上睡不着，这种情况下首先要建立健康的睡眠习惯。

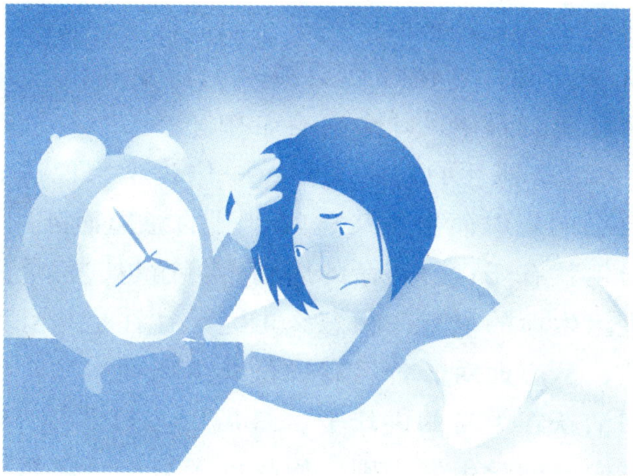

（3）**一过性失眠**（不是一贯失眠）的患者，一旦导致失眠的原因消除，症状即可缓减或消失，这种情况一般不需要用药物治疗；或者在医生的指导下服用小剂量快速排泄的安眠药一两天，可能就解决问题了。

（4）短期失眠的患者可通过心理治疗，解除紧张因素，提高适应能力。避免白天小睡，不饮用含咖啡因的饮料，睡前散步或饮用适量的温牛奶等帮助改善睡眠。也可以在医生的指导下短期服用安眠药物。

（5）慢性失眠的患者，应咨询专业的神经、精神科专家以及心理专家进行必要的评估、调整。

## 269．患者如何克服对死亡的恐惧？

其实，癌症不过是一种慢性病，只是程度较重些罢了。带瘤生存数年、数十年的人不在少数，恢复痊愈的也有。治愈癌症，除了医生和药物外，更主要的是要靠自身的抵抗力、免疫力和自愈力。如果一听是癌症就焦虑、恐惧不已，反而会降低自身免疫力，甚至加重病情。如果放下包袱，坦然应对，保持精神生命和自然生命良性互动，病情反而会减轻，恢复和治愈的可能会更大。首先自己要有希望，才会真有希望。

退一万步说，人生自古谁无死？一位哲学家说得好：每个人都“不按自己的意愿而生，又违背自己的意愿而死”。生命有始有终，有出生就有死亡，生命的周期不可逾越，每个人都要走完自己的人生。生命的最后一程怎么走完，往往也是身不由己。不如顺其自然，从容面对。曾经有一位女患者在得知自己患了癌症之后，依旧活跃在大学的讲坛上，最后以一篇“变暗淡为辉煌”的留世之作向她的学生们告别。她战胜了自己，超越了生命，令人敬仰。还有一位患者，几次病危，几次住进重症监护室。朋友们干脆就在这个时候把挽联和悼词念给他听了。活着的时候看见自己的“盖棺定论”，也算是人生一件幸事，或是一种生命的智慧，达到了一种超越的境界。既然人人不可避免地走入生命的最后一程，为什么要恐惧呢？为什么不走得平和些？走得潇洒些？走得有尊严些?!

# 六、预 防 篇

## 270. 癌症可以预防吗?

很多人认为癌症纯粹是由于基因、运气不好或者命运所致。但是，科学研究告诉我们癌症其实是基因、环境和生活方式综合作用于人体的结果，其中很大一部分癌症可以通过预防进行控制。估计约 1/3 的癌症可以通过改变生活方式进行预防。虽然医学的进步有助于更好地治疗癌症患者，但是多数患者并不能完全治愈，只能改善生存质量和控制病情，延缓生命，因此控制癌症最有效的方式是预防癌症的发生。

## 271. 哪些生活方式有助于预防癌症呢?

癌症可以通过改变不良的生活方式进行有效预防，即俗话说的“管住嘴和迈开腿”，具体说来包括戒烟限酒、平衡膳食、适当锻炼、维持正常体重、预防感染、避免和减少**职业危险暴露**。保持健康的心态、健康的生活方式有助于癌症的预防。

## 272. 如何预防职业相关癌症?

职业相关癌症的预防措施包括：通过有效防护降低职业性致癌因素暴露水平和接触机会、替代某些强致癌物、实施医学监护和药物预防等。同时，常规体检有助于早期发现这些肿瘤病变，并及时治疗。

## 273. 如何通过锻炼和体力活动降低癌症风险?

我国将每周锻炼频率≥3次、每次≥30分钟定义为经常锻炼，未达到该标准的为偶尔锻炼。体力活动分为职业性体育活动、娱乐性体育活动和散步等。美国疾病控制中心推荐每周至少进行150分钟**中度有氧活动**，并至少进行2次全身肌肉伸展运动。

## 274. 如何通过控制体重降低癌症发生风险呢?

首先需要通过体重指数公式确定体重是否在健康范围内。对于部分人来说，将体重控制在理想范围内比较困难，或许首先应该调整生活方式，健康饮食，减少饮食量并积极锻炼身体，这样能先保证体重不再增加，随后逐步降低体重。体重的控制最终能降低癌症的发生风险。目前我国居民生活水平改善，越来越多的人出现超重和肥胖，同时我们应该从儿童做起，加强对学生的健康教育。

## 275. 如何通过控制饮食降低癌症发生风险?

通过平衡的健康饮食能有效降低癌症风险。平时应注意多摄入纤维、水果和蔬菜，同时减少红肉和肉制品、盐的摄入。红肉是指烹饪前呈现出红色的肉，包括猪肉、牛肉、羊肉、鹿肉、兔肉等所有哺乳动物的肉，肉制品包括腌制肉类、火腿等。

## 276. 是否应该相信某些宣传中所讲的抗肿瘤饮食?

我们常常在大量广告宣传中听过某些特殊食品或“抗肿瘤食品”对我们的身体非常有益。我们不应该依赖这些所谓“抗肿瘤食品”降低癌症发生风险，因为它们无法替代健康的平衡膳食在维持身体健康中发挥的作用。世界卫生组织建议每天至少应该摄入400克水果和蔬菜，预防癌症和其他慢性疾病。

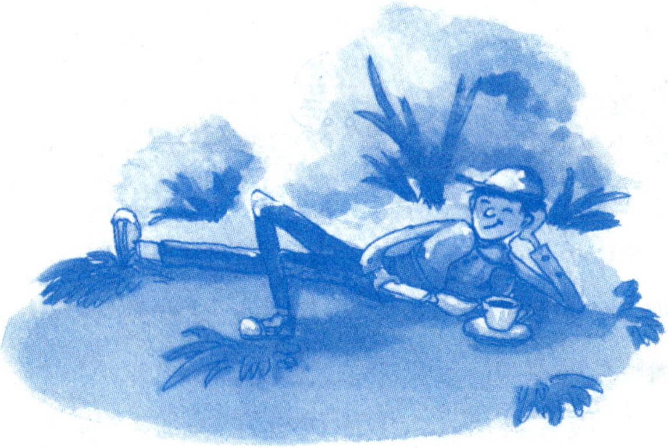

# 七、认识肺癌篇

## 277. 什么是肿瘤的高危人群？

所谓肿瘤的高危人群，系指患某种肿瘤风险相对高的人群，也就是说在肿瘤的高危人群中发生肿瘤的可能性远远高于一般人群。高危人群的界定是相对的，不同的肿瘤、不同的地区其高危人群可能有很大不同。例如吸烟多年的男性老年人，对于肺癌来说即是高危人群。

一般来讲，肿瘤的高危人群可包括以下几组人群：

（1）老年人群：尽管肿瘤可能发生在任何年龄，但肿瘤发病高峰在50岁以后，肿瘤发病风险随年龄增加而增大，应视为肿瘤危险人群。定期体检可以早期发现肿瘤。

（2）接触致癌物质的人群：主要是职业肿瘤，如放射线工作者、铀矿及反应堆工作人员、石棉工人等。

（3）遗传因素造成的高危人群：肿瘤是个体遗传基因错乱与环境中致癌物质相互作用的结果。某些肿瘤有家族聚集性和遗传易感性，就是说有肿瘤家族史的人比一般人患肿瘤的机会要高。

（4）治疗后的肿瘤患者：如果没有得到根治，肿瘤还会复发或转移，肿瘤患者中相当一部分患有重复癌，而且肿瘤患者身上还可能存在许多癌前病变，不断恶变出现新的病灶。因此，对肿瘤患者必须予以根治，进行综合治疗，消灭亚临床病灶，制止复发转移。治疗后要定期复查随诊，以便早期发现新的病灶或另一种肿瘤。

（5）有癌前病变的患者：肿瘤发病之前可能发生某种良性疾病，最终在致癌因素作用下变为肿瘤。应当了解和防治这些癌前病变，制止癌前病变的进展。预防肿瘤在临床上应当重视这一组人群，因为他们之中有一部分可能会成为肿瘤患者。

## 278. 为什么常出现家庭多名成员患上癌症？

多个家庭成员出现癌症可能有几方面的原因：可能仅仅是一个巧合；可能是因为家庭成员生活在相似的环境或者有相似的生活习惯，比如均喜欢抽烟和酗酒；可能家庭成员遗传因素所致。需要注意的是，仅有5%以下的癌症患者因父方或母方缺陷基因遗传所致，而绝大多数癌症患者与遗传因素无关。缺陷基因仅会增加癌症的风险，其存在并不意味着一定会出现癌症。

## 279. 如果多名家庭成员出现癌症，应该需要注意什么？

当多名家庭成员出现癌症时，应注意他们发现癌症的年龄以及癌症类型。当自己出现疾病症状和不适到医院就诊时，应告知医生这些信息，这有助于医生判断是否需要进行特殊检查以确定自己是否存在癌症。同时，应该定期进行体检，确定身体是否存在异常。

## 280. 为什么有些职业容易患肿瘤？

部分职业会因长期接触致癌物质，最终出现职业相关癌症。在我国已确定的职业肿瘤有八种：联苯胺所致膀胱癌；石棉所致肺癌、间皮瘤；苯所致白血病；氯甲醚所致肺癌；砷所致肺癌、皮肤癌；氯乙烯所致肝血管肉瘤；焦炉逸散物所致肺癌；铬酸盐制造业所致肺癌。在我国死于癌症的患者中2.7%以上与职业性致癌因素有关。

## 281. 体力活动缺乏与癌症有关系吗？

体力活动缺乏会增加乳腺癌、大肠癌和子宫内膜癌发生风险。由于生活方式改善，目前我国大多数人缺乏必要体力活动和锻炼。在我国，死于肿瘤的男性患者中有0.3%、女性患者中有0.2%与体力活动缺乏有关。通过增加活动量和锻炼身体能有效地降低癌症发生风险。

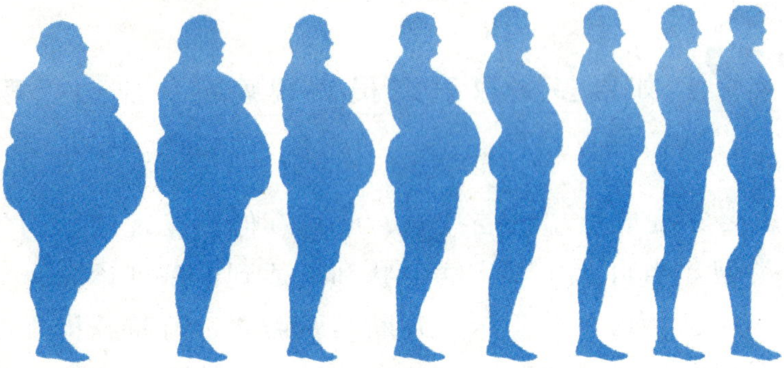

## 282. 肺脏的形态及功能

人的胸部内是一个空腔，即胸腔。胸腔内有各种“设备”，分管不同的功能。胸腔中间有一堵空心墙，我们称之为纵隔（墙里面有心脏、大血管、食管、气管、淋巴结等，类似于楼房

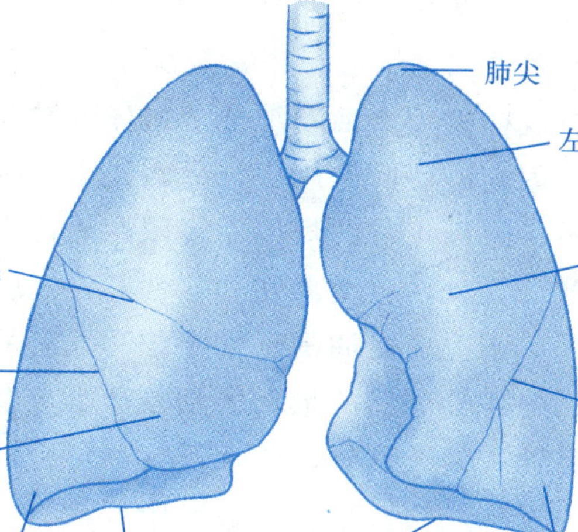


肺的形态和结构

的设备层，各种设备、管道在其中穿行），在胸腔内纵隔的两侧各有一个胸腔，内部分别陈列着左、右肺脏。左侧肺分出两个肺叶，右侧有三个肺叶。气管分别向左右分叉深入到两侧肺内，再分成更细的分支进入到各个肺叶内，宛如一棵大树的树枝，一级一级分支，逐渐分散在树冠的末端一样。终极解剖结构是肺泡，用来换气，有人计算过这些肺泡的表面积如果摊开加起来有很大，居然达几十平方米。肺的主要功能是进行呼吸，吸进氧气，再将代谢的废气呼出。患有某些疾病就可以使肺泡总的换气面积减小，这时人会感到憋气、呼吸困难，这是肺部疾病最常见症状之一，手术切除部分肺叶后也会出现类似症状。除气体交换外，肺还有其他一些功能，如免疫及内分泌的功能。

## 283. 什么是肿瘤？

人体组织由多种细胞组成，正常情况下处于有规律的新陈代谢状态，这种有规律的生命活动维持着机体的健康。当机体在体内、外多种致瘤因素的协同作用下，导致正常细胞从基因水平发生异常改变，不再遵循正常的规律而无限制地过度生长，医学称之为肿瘤。肿瘤分为良性、交界性和恶性。良性肿瘤多数呈静止状态或缓慢增长，不造成对周围正常组织和器官的侵害，被切除后一般不复发，与恶性肿瘤的最大区别是很少危及生命。恶性肿瘤则具有生长迅速、侵袭性、转移性等生物学特性，治疗过程中仍然难以避免复发和广泛转移，危害健康，最终危及生命。交界性肿瘤的各种特性介于良性和恶性肿瘤之间。

## 284. 什么是癌症？

癌症一词泛指所有的恶性肿瘤，是一组拥有共同重要特性的不同类型的恶性疾病。癌症的英文单词为“cancer”，其中文含义之一就是巨蟹座。癌细胞的浸润性生长方式的确类似蟹爪，可以在体内肆意横行，破坏机体的正常组织和器官。

恶性肿瘤绝大部分发生在上皮组织，病理学称其为癌；而少部分来源于间质组织，如脂肪、肌肉、纤维组织等，病理学称其为肉瘤；还有些恶性肿瘤来源于造血细胞、淋巴细胞等，病理学称其为白血病、淋巴瘤等。

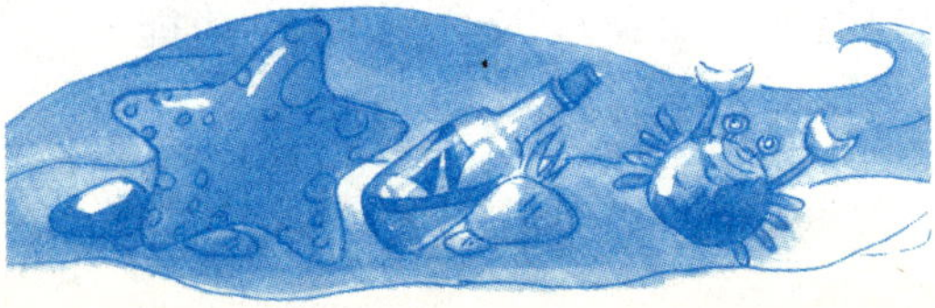

## 285. 肿瘤是怎样命名的？

肿瘤根据其细胞起源及性质进行命名。人体组织细胞起源繁多，其中主要的大类：首先是上皮细胞，存在于身体体表的皮肤、体内脏器的腔面（如消化道黏膜），以及各种消化和代谢器官（如肝脏、胰腺、涎腺等）。常见的皮肤癌、胃癌、肠癌、肝癌、胰腺癌等都属于上皮细胞起源的恶性肿瘤；其次是间叶细胞（如肌肉、脂肪、纤维、血管等软组织）；还有常见的纤维组织细胞瘤、平滑肌瘤、间质瘤等统称为间叶来源的肿瘤；此外，还有骨、神经、淋巴造血等，当发生肿瘤时都分别依据其细胞来源和性质进行分类和命名。良性肿瘤一般称之为“瘤”，恶性肿瘤根据其细胞起源不同有不同的命名，上皮来源的称为“癌”，间叶来源的称为“肉瘤”，神经来源的称之为“母细胞瘤”等。也有一些肿瘤的使用专有名词命名，如霍奇金淋巴瘤、血管免疫母细胞性T细胞淋巴瘤，它们都是恶性淋巴瘤大分类中的不同类型。随着人们对肿瘤认知的不断深入，肿瘤定义和命名的概念还将继续更新，某些肿瘤因其组织学形态或生物学行为等特征难以准确表述而被定义为“恶性潜能未定”，其含义和意义在于提示它是一类具有不确定行为和**预后**的肿瘤，需要引起医患双方的共同重视，治疗后仍应定期**随访**。

## 286. 什么是癌前病变？

癌前病变是指某些具有癌变潜在可能的病变，如长期存在即有可能转变为癌。因此，早期发现和及时治愈癌前病变，对肿瘤的预防具有重要的实际意义。肺癌被认为是呼吸道黏膜发生一系列循序渐进的病理变化（癌前病变）后引起的。世界卫生组织将肺的癌前病变列为三种主要的形态学形式：鳞状上皮不典型增生和原位癌、不典型腺瘤样增生以及弥漫性特发性肺神经内分泌细胞增生。

## 287. 什么叫增生？

细胞数目增加，称为增生。它可以是正常的生理现象，也可以是炎症刺激引起的病变，或者是肿瘤的表现之一。应根据不同的情况选择不同的处理方式。

## 288. 什么叫不典型增生？

即细胞数目增加伴有细胞形态的异常。所谓的细胞形态异常是指病变内细胞的形态与正常细胞有一定差异。不典型增生分成三级，包括轻度、中度和重度。其中轻度常见于炎症刺激引起，而中度和重度不典型增生常见于肿瘤发生的前期情况，需密切随诊，必要时需临床干预。

## 289. 重度不典型增生是癌吗？

先于或伴随肺鳞状细胞癌发生的呼吸道黏膜改变包括上皮增生、鳞状上皮化生、鳞状上皮不典型增生和原位癌。不典型增生病变可分成轻度、中度和重度，这些病变呈现的是一个细胞学和组织学不典型性连续变化的谱系。这种不典型性表现为增生的细胞排列紊乱以及细胞大小不一，形态多样，出现异型性（细胞形态出现异常），重度不典型增生时，这种不一致性更显著，而且还伴随着明显的细胞多形性。当不典型增生累及上皮全层时，即为原位癌。不典型增生和原位癌都属于癌前病变，还不足以诊断为癌。因此，重度不典型增生不是癌。对于从鳞状上皮不典型增生到原位癌，并最终演变成浸润性鳞状细胞癌的发生率和危险性，我们知之甚少，估计这个过程可能需要持续5~20年。

## 290. 什么叫肿瘤的分化程度？

在组织胚胎学上分化是指原始或幼稚的细胞发育成为成熟的细胞的过程，在肿瘤学上是指肿瘤细胞和组织与其来源的细胞和组织在形态和功能上的相似程度。通常按其分化程度，肿瘤被分为高、中、低分化。肿瘤的分化程度越高，表明肿瘤与其来源的正常细胞和组织越相似，即分化程度越高（高分化），其恶性程度越低；反之，肿瘤的分化程度越低（低分化），恶性程度越高。

## 291. 肿瘤细胞的分化程度与恶性程度有什么关系？

病理学应用肿瘤分化的概念一般是用以表述肿瘤细胞趋向成熟的程度。肿瘤细胞与正常细胞的形态越相近似，越提示肿瘤的分化比较成熟，通常表述为“高分化”，或称“分化好”。临床上大多数形态学分化好的肿瘤，恶性程度低；大多数形态分化差的肿瘤，恶性程度高；但并不是所有形态学分化好的恶性肿瘤预后都好，也不是所有分化差的肿瘤治疗效果就差。

## 292. 什么是病理分级？有什么临床意义？

病理学应用肿瘤的分级表述肿瘤的分化程度，采用三级表述方式：目前多数应用高分化、中分化、低分化表述，也有些肿瘤应用1级、2级、3级表述。高分级是低分化的同义词，低分级是高分化的同义词。临床上多数肿瘤符合如下的规律：分级越高，分化越低，恶性度越高，**预后**越差。

## 293. 什么叫转移？

恶性肿瘤细胞能够从肿瘤上脱落下来进入血液循环和淋巴系统，再播散至身体其他部位形成新的肿瘤，这个过程被称为转移。例如：恶性肿瘤细胞从最先的发生部位，通过自身运动侵入周围的淋巴管后，随淋巴液被带到局部淋巴结，并以此为中心生长出与原发肿瘤同样类型的肿瘤，即为淋巴结转移，是癌发生的最常见的转移方式。如肺腺癌转移至肺门淋巴结。

## 294. 出现淋巴结转移就是得了淋巴瘤吗？

一些治疗前或治疗后的肿瘤患者在进行体检或影像学检查时会发现某些部位的淋巴结肿大，主管医生及影像诊断医生会根据患者的症状、体征以及影像学的检查结果，综合判定有些患者为淋巴结转移。其中一些患者经淋巴结穿刺**活检**或淋巴结切除病理检查确诊为淋巴结转移。

看到淋巴结转移这个结果后，一些患者，尤其是一些得过恶性肿瘤的患者以为自己又患了淋巴瘤。其实，这是一种误解。

淋巴结转移和淋巴瘤是两种完全不同的概念，淋巴结转移是指某部位或脏器的原发恶性肿瘤细胞离开原发部位转移到淋巴结，这往往意味着肿瘤疾病程度进入了中期或晚期。对此治疗要依据原发肿瘤的特点决定治疗方案，包括手术、化疗和放疗等。

而淋巴瘤是原发于淋巴结的恶性肿瘤，依据病变的范围又可分为早期、中期和晚期，治疗上依据淋巴瘤的分型决定治疗方案。

## 295. 什么叫癌基因?

细胞内含有的与癌症发生相关的基因称癌基因。它是正常细胞遗传信息的组成成分之一，通常在体内呈静止无功能的状态。当受到外界或体内某些因素的刺激，该基因会发生活化而在肿瘤发生过程中起作用。

## 296. 什么叫抑癌基因?

抑癌基因是指细胞内含有的能抑制癌症发生的相关基因。它是正常细胞遗传信息的组成成分之一，通常在体内发挥正常抑癌功能。当受到外界或体内某些因素的刺激，该基因会发生失活而促进肿瘤的发生。

## 297. 黏膜内瘤变是癌吗?

黏膜内瘤变可作为“不典型增生”的同义词，指在细胞形态和组织结构上与其发源的正常组织存在不同程度的差异，在宫颈、前列腺、胃肠道黏膜等处出现较多。分为低级别和高级别黏膜内瘤变，前者相当于轻度和中度不典型增生，后者相当于重度不典型增生和原位癌。这些病变呈现的是一个细胞学和组织学不典型性连续变化的谱系，但还不能诊断为癌。

## 298. 什么叫带瘤生存?

带瘤生存就是俗话说的带着肿瘤活着。恶性肿瘤尤其是晚期恶性肿瘤往往是不能治愈的疾病，但通过治疗可以控制肿瘤不发展，或者是治疗后肿瘤有一段时间不发展，等肿瘤长大了再治，又有一段时间不发展，这就是带瘤生存。现在恶性肿瘤被当做慢性病来治疗，就像高血压一样，一旦被诊断高血压，这个病是去不了根的，吃药只能让血压控制，控制一段时间后可能就需要换药才能继续使血压稳定。

## 299. 什么叫早期、中期、晚期肺癌?

肺癌的分期通常是综合肺部肿块的大小和侵及状况（T 分期）、是否有淋巴结转移和淋巴结转移的区域（N 分期）和是否有其他脏器的转移（M 分期）将肺癌分为 I ~ Ⅳ期。不同的 T、N、M 的组合代表着不同的临床情况，将患者分成不同的期别，这些不同组别患者的生存时间不同，一般来讲分期越早生存时间越长，越晚则生存时间越不乐观。临床中将 I 期肺癌称为早期，Ⅱ期肺癌称为中早期，Ⅲ期肺癌称为中期偏晚或局部晚期，Ⅳ期肺癌称为晚期肺癌。

## 300. 得了恶性肿瘤该怎么治疗?

如果确诊为恶性肿瘤，应该尽早去正规、治疗肿瘤经验多的医院就诊，听取专家的建议，而不是道听途说，轻信小广告和偏方。

对于不同类型、不同程度的肿瘤都有其规范化的治疗方法。如果早期治疗，可以达到很好的疗效，可以治愈。对于晚期的患者，也同样应该接受规范的治疗，以达到延长生命、提高生活质量的目的。盲目的听取广告或是小道消息，有可能延误病情，可能给以后的化疗带来不利影响，是不可取的。例如，有些治疗肿瘤的中药制剂里含有少量的化疗药物，服用后对肿瘤细胞作用较弱，但可以诱导细胞出现抗药性，还容易导致化疗的并发症如**骨髓抑制**、白细胞数减少等，因此可能延误手术、放疗和化疗的按时进行。

## 301. 肿瘤治疗中出现并发症该怎么办？

对于恶性肿瘤目前主要有手术、放疗和化疗等治疗方法，这些方法对大部分患者都有不同程度的效果，有些可以达到完全治愈的目的。中医治疗、热疗等治疗方法或手段可以减轻某些患者的症状，甚至可以提高患者的生存时间。手术、放疗和化疗在消灭肿瘤细胞的同时，会造成患者正常组织一定程度的损伤，这就是为什么治疗会出现并发症的原因。某些并发症可能是永久的，例如手术切除术造成永久造瘘、或者需要终生服药、或者造成生活上的终身不便等。这些器官的牺牲是为了更充分地切除肿瘤，将肿瘤对生命的不良影响降到最低，让患者的生命得以延长，力求达到治愈的效果。还有些并发症，包括局部伤口的感染、瘘口，或放、化疗中出现的**骨髓抑制**、消化道反应等，在进行适当的处理和恢复后大部分可以完全缓解，少部分不能完全恢复，但对患者的影响不大。一些严重的并发症，包括放疗造成的脑损伤、脊髓损伤、神经损伤等，会影响患者的生活质量，但是这些并发症发生机会也比较低，这些并发症的出现多数是因为肿瘤与这些关键部位的器官靠得太近。如果因为害怕这些并发症而不接受治疗，肿瘤发展较迅速时也有可能造成这些器官的损伤，使治疗更加困难。患者及家属应该充分了解治疗中可能发生的并发症，讨论并明确对并发症的接受程度。建议在多听取医生对不同治疗方案及注意事项的建议之后，慎重选择治疗方式。

## 302. 为什么出现转移就不能做手术?

因为出现其他部位内脏器官的转移就意味着肺癌已经是晚期，也就是说病情已经超过局部，超出了可手术的范围，再试图做切除手术，患者白白承担了手术创伤和风险，却得不到好处。因为只进行局部手术而忽略其他远处部位病变的发展，结果是不会使患者在生存上获得延长，所以原则上不能手术。

## 303. 为什么大多数小细胞肺癌不做手术?

肺癌分为小细胞肺癌和非小细胞肺癌，因为这两大类肺癌临床表现有很大差异。小细胞肺癌临床发展非常快，而非小细胞肺癌发展相对要慢一些。早年小细胞肺癌也做手术，但是发现单纯手术后患者生存期都很短，很快就会复发、转移。后来发现化疗、放疗对这一类型的肺癌疗效较好，较单纯手术活得要长；于是小细胞肺癌逐渐以接受化疗和放疗为主。但是，这不是绝对的，对于部分早期的患者（Ⅰ期）仍然可以采用手术，术后再接受化疗或联合放疗，这样做可以让患者获得较理想的治疗结果。但临床诊断为Ⅰ期的小细胞肺癌患者比例不高，所以大多数患者不做手术，而采用化疗或联合放疗。

## 304. 什么是恶病质？

恶病质是指人体显著消瘦、贫血、精神衰颓等全身功能衰竭的恶劣状况。多种疾病都可导致患者出现恶病质，包括恶性肿瘤、艾滋病、严重创伤、严重的败血症等，其中以恶性肿瘤导致的恶病质最为常见，称为肿瘤恶病质。

肿瘤恶病质是机体的代谢发生了紊乱，这种紊乱是多种因素引起的。与饥饿引起的脂肪丢失不同，恶病质患者不仅丢失脂肪，还丢失肌肉组织，且摄食并不能逆转恶病质患者的肌肉消耗。体重下降是恶病质患者最常见症状（体重下降超过5%表明正在发展为恶病质，体重下降超过15%则确认已经进入恶病质状态），除此之外，还包括食欲减退、疲劳、肌肉消耗、感觉及知觉异常、贫血和水肿等。

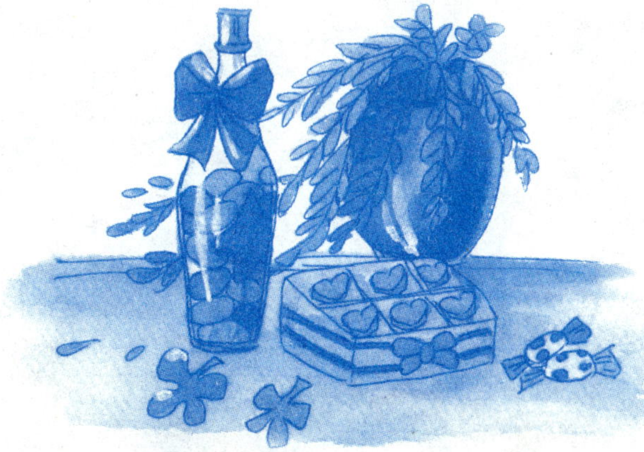

# 八、肿瘤病因的探究篇

## 305. 为什么多数癌症容易在老年人中发生？

约60%癌症会在65岁以后出现，约有70%的癌症患者死亡会发生在老年人群。目前认为存在以下几方面的原因导致癌症容易在老年人中发生：在机体内癌变过程需要若干年才能完成；部分细胞、组织在老化时才会对部分致癌物质更加敏感；机体免疫系统清除恶化细胞组织的能力随着年龄的增加而减弱；癌症的发生总伴随着DNA遗传物质的出错，老化细胞修复出错DNA遗传物质的能力随着年龄的增加而减弱。

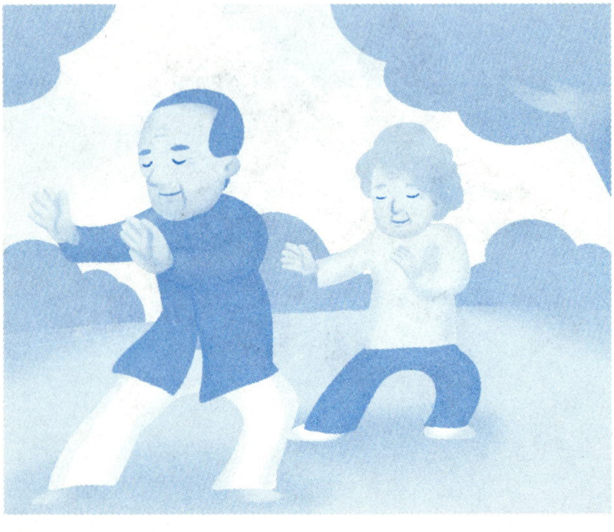

## 306. 吸烟与癌症有什么关系呢？

吸烟和癌症的关系非常明确。吸烟能增加肺癌、肝癌、口腔癌、胃癌、鼻咽癌、膀胱癌、宫颈癌、乳腺癌、肾癌等多种癌症的发病风险，其中80%的肺癌由吸烟所致。我国男性吸烟率估计达64%，女性吸烟率达6%，而女性被动吸烟率高达48%。32.7%的男性癌症患者死亡是由吸烟所致，而5 %的女性癌症患者死亡是由吸烟所致。因此，戒烟有助于降低自己和身边亲人发生癌症的风险。

## 307. 吸烟为什么会导致癌症呢？

烟草中含有70多种不同致癌物质，这些物质会在吸烟时经过气管进入肺，并扩散到全身。这些物质会损伤DNA遗传物质，导致细胞、组织增长失去控制，最终出现癌症。

## 308. 为什么有些人吸烟却并没有得癌症？

我们身边可能不难发现某些人一生吸烟却没有出现癌症，同时某些从未吸烟的人却患上了肿瘤。虽然研究已经确认吸烟会导致癌症，但这并不表明所有吸烟的人一定会患癌症，或者说所有不吸烟的人一定不会患癌症。吸烟只是会增加患癌症的风险。吸烟的人与不吸烟的人相比其出现癌症的可能性更高。这就像马路上超速行驶容易出现交通事故一样，并非超速行驶就必然会出现交通事故，也并非低速行驶就一定不出现交通事故，这还取决于其他因素的作用。事实上近一半的吸烟者最终会死于癌症或其他与吸烟相关的疾病。约有1/4的吸烟者会在35~69岁之间死亡。

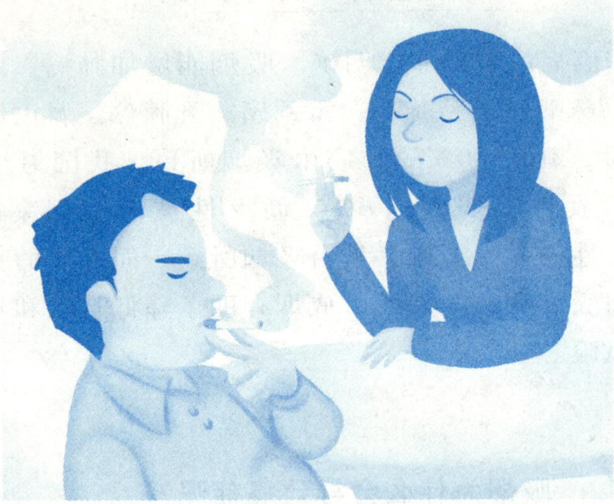

## 309. 对于预防癌症来讲多大酒量属于安全范围?

为了预防癌症的发生，据估计男性每天最多只能饮用 70～100ml 40 度白酒（250～350ml 12 度红酒），女性最多只能饮用 50ml 40 度白酒（约 175ml 12 度红酒）。但从癌症预防的角度来说应尽量避免饮酒。

## 310. 哪些食物可能含有致癌因素?

大约有 50%癌症患者的患病与饮食和营养因素有关，这些因素包括食品本身成分、污染物、添加剂以及食品烹饪加工不当所产生的致癌因素。

（1）腌制的食品：比如腌肉、咸鱼、咸菜等，这些食物中含有较多的二甲基亚硝酸盐，在人体内可以转化为二甲基硝酸铵，这是一种致癌物质，可以引起食管癌、大肠癌等多种恶性肿瘤。

（2）烧烤食品：比如人们很喜欢的烤羊肉串、烤牛排等。这些食物中由于被烧烤时沾染了大量的碳燃烧物，而且这些食物中很多烧焦的成分都含有较多的致癌物质。

（3）熏制食物：比如熏肉、熏鱼等，这些食物的制作过程类似烧烤过程，熏制使用的烟雾会将大量致癌物质附着于食物上。

（4）油炸食品：油炸食物时可产生致癌物；油炸食物时使用的油，如果多次高温使用也会产生致癌物质。

（5）霉变的食物：因为这些食物中含有一种叫做黄曲霉菌的毒素，这些黄曲霉毒素也是较强的致癌物质。

（6）重复烧开的水：有些家庭把做馒头的蒸锅水又拿来煮粥，还有些家庭把头天没有喝完的暖水瓶的水再次加热用来饮用。这些做法都不科学，因为反复烧开的水也会产生致癌物质。

## 311. 感染会导致癌症吗？

研究证实大约 1/5 的癌症是由感染引起。目前确定与癌症相关的感染因素包括人乳头瘤病毒、乙肝病毒、丙肝病毒、幽门螺杆菌、EB 病毒。其中人乳头瘤病毒与宫颈癌、口腔癌以及肛门生殖道癌之间、乙肝病毒和丙肝病毒与肝癌之间、幽门螺杆菌与胃癌之间、EB 病毒与鼻咽癌之间存在关联的关系。31.7%死于癌症的男性患者与感染因素有关，25.3%死于癌症的女性患者与感染因素有关。

## 312. 饮食与癌症的发生有关系吗?

饮食会影响大肠癌、胃癌、口腔癌、肾癌、食管癌和乳腺癌发生的风险。我国研究发现13%死于癌症的患者水果摄入不足，还有3.6%蔬菜摄入不足。高摄入动物脂肪、动物蛋白和低纤维饮食是患大肠癌的危险因素。烟熏盐渍品、长期食用高温、辛辣食物是患胃癌的危险因素。嚼槟榔、饮酒是患口腔癌的危险因素。高摄入乳制品、动物蛋白、脂肪是患肾癌的危险因素。食物的过热、偏硬、制作粗糙、吃饭过快、辛辣刺激是患食管癌危险因素。高热量、高脂肪饮食是患乳腺癌的危险因素。因此，饮食习惯与癌症发生密切相关。

## 313. 肥胖与肿瘤有关系吗?

研究表明肥胖与绝经后乳腺癌、大肠癌、子宫内膜癌、食管癌、胰腺癌、肾癌、胆囊癌等20多种癌症相关。肥胖人群与正

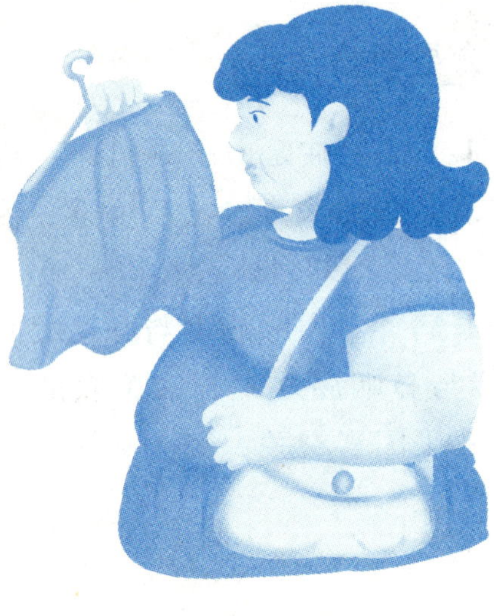

常体重人群相比过量脂肪组织会带来较多激素和生长因子。高水平激素，如雌激素和胰岛素会增加部分肿瘤发生的风险。研究表明死于肿瘤的男性患者中有0.06%、在女性中有0.78%与肥胖有关。

## 314. 肺癌与遗传有关吗？

肺癌是一种常见的恶性肿瘤，与患者的生活环境、饮食习惯等息息相关。研究发现，肺癌与遗传也有一定关系。目前认为，这可能是由染色体畸变造成的。正常人体每个细胞有46条染色体，各种致癌因子可以引起染色体畸变，使得染色体在数目和形态上均与正常细胞不同，这种染色体的畸变有时会遗传给后代，使其下一代具有患肺癌的可能性。具有肺癌可能性的人并不一定患肺癌，只是患肺癌的机会比普通人大些而已。比如吸烟者很多，但得肺癌的只是其中的一小部分，除和吸烟时间长短有关外，还和个人的体质和患癌的其他因素有关。即癌症的发生决定于内因和外因，癌症体质只是具备了某种内因，如果再加上外界致癌因素，如放射线、吸烟等的作用，肺癌才会发生。

虽然肺癌与遗传有一定的关系，但是并不是有肺癌家族史的人一定患肺癌。平时做好保健，也可以有效地预防肺癌的发生。即使是已经患上肺癌也不要过分消极，早期积极配合治疗（如早期的手术治疗、放化疗等）可以有效地延长患者生存期。

有肺癌家族史的人一方面要认识到自己虽然可能因遗传而有癌症素质，但也并非一定患肺癌，应避免不必要的恐惧心理；另一方面更要加强防癌意识，争取做到早期发现、早期诊断和早期治疗。

## 315. 肺癌是否有传染性?

肺癌不是传染病，没有传染性。跟肺癌患者说话，一起吃饭，握手，在游泳池里游泳都不会有问题。但如果肺癌患者同时有发烧，需要注意可能有肺炎，这时候呼吸道感染是有可能传染的。

## 316. 家里亲属患癌，其他人会得癌吗?

患者家属在照顾患者的同时，往往也会想自己是否也会得癌呢？通过亲属的患病，常常提醒了家属和亲朋好友对健康和患癌风险的关注。

从时间上讲，癌症的发生是一个长期的过程；从原因上讲，癌症的发生是遗传因素与环境因素长期相互作用的结果，也就是先天因素和后天因素共同作用的结果。对于一般常见的癌症，如果直系亲属患癌，其后辈因为与患者有一定的共同的遗传背景，患癌的机率略有增加。但在癌症发病的过程中，后天因素起着更大的作用。因此，在亲属患癌后，家属一方面应该进行全面的防癌体检，另一方面要多些了解癌症预防的知识。

癌症预防通用的原则有戒烟限酒、均衡饮食、保持合适的体重、心情愉快。

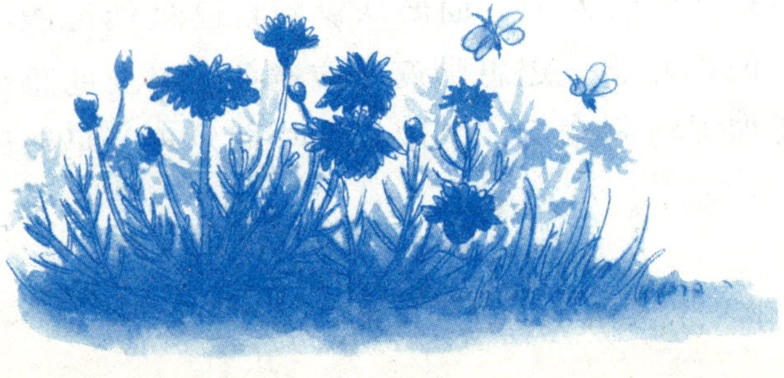

# 九、就 诊 篇

## 317. 如何选择就诊医院?

选择医院是看病的第一步，对诊断和治疗效果影响最大。选择就诊医院应遵循：小病及时就近诊疗，大病选择二级、三级医院。小病是指常见病、多发病，可以及时到就近的社区门诊或一级医院就诊；大病是指当病情较重，诊断疑难，疗效不显著时，及时选择到二级以上医院就诊。二级以上医院根据收治范围分为综合医院和专科医院。综合医院诊疗范围广，分科齐全。专科医院则专门从事某一病种诊疗，专业性强。选择二级以上医院就诊的患者可根据自身的时间、经济状况、医院的口碑，医院的性质（公立、民营）、医院的级别、是否医保定点医院、地理位置的远近以及对服务的要求等进行选择。

## 318. 如何在医院选择就诊科室?

综合性医院多按照疾病系统和部位分类，专科医院多按照治疗方法和部位分类。患者可根据所患疾病的部位和归属系统选择就诊科室。但对同一部位或系统同时存在内外科不同治疗科室的问题。以肿瘤患者为例，未手术治疗的初诊患者，根据病变部位选择外科手术科室就诊，手术后的患者或不能手术治疗的患者可选择放射治疗或化疗科室。患者在就诊前可以通过电话或网络查询各医院门诊科室设置，选择正确的就诊科室，避免挂错号。

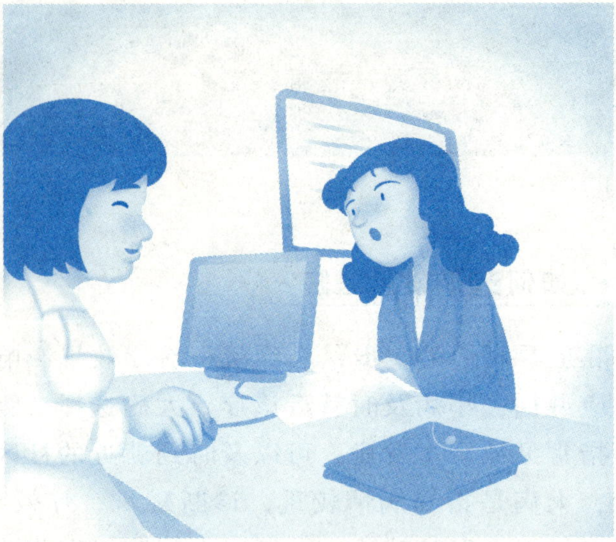

## 319. 如何做好就医前的准备？

二级以上医院门诊出诊医生在出诊时间内必须接诊大量的患者，很难有充足的时间详细解答每一位患者提出的全部问题。患者在就诊前最好做一些准备工作，提前梳理好向医生介绍的病情、需要问医生的问题，这样既可以节省时间，又可以避免因临时考虑而疏漏某些重要的细节。此外，如果患者已在其他医院检查或治疗，应将已有的检查结果和病历资料带全，以便医生的进一步诊断和治疗。

## 320. 如何选择普通门诊和专家门诊？

目前多数医院都设立简易门诊、普通门诊、专科门诊、专家门诊及专业组门诊、特需门诊等，以满足不同层次的需求。建议初诊患者挂普通门诊，因为初诊时无论是专家门诊还是普通门诊医生，都要根据病情先让患者做相应的检验、影像检查、肿瘤性疾病还需要组织病理学检查才能确诊。患者复诊或有疑难疾病并且检查资料完整者可选择专家门诊。患者可根据医院专家介绍栏或网站上的专家介绍了解各专家的专业特长，结合自身病情选择适合的专家。

## 321. 选择哪种方式预约挂号？

为方便群众就医，提高医院医疗服务水平。各个医院均在通过开展预约挂号方式来缓解患者挂号排队和候诊等待时间长的问题。预约挂号方式主要包括：电话预约、网络预约和自助挂号等方式。医院电话预约和网络预约方式多通过与第三方公司合作为患者提供方便，优点是有稳定的网络挂号平台，有大量的接线客服，可以解决患者排队挂号的困扰，但缺点是第三方公司客服缺少医学专业知识，患者须在电话预约和网络预约前较充分地了解医院的科室设置和挂号的号别。自助挂号是在医院挂号处、门诊大厅等显著位置放置的自助挂号机，方便患者在医院就诊后预约下次就诊时间。患者应在就诊前了解就诊医院的预约挂号方式和预约挂号号别，合理安排时间挂号就诊。

## 322. 如何进行电话和网络预约挂号？

电话预约和网上预约挂号使用统一预约平台，多采取实名制注册，用户首次预约必须注册就诊人的真实有效基本信息。电话预约可根据人工提示进行医院、科室、号别的选择来预约挂号，网络预约根据页面显示进行预约挂号。在预约成功后，注册手机会收到预约成功和唯一8位数识别码的短信。患者取号时须在医院规定时间内出示患者身份证和8位数识别码来取号。

## 323. 建立就诊卡、挂号须出示患者哪些身份证明的证件?

患者按规定必须用真实姓名挂号、就诊。凡到各医院就诊的患者须为实名制挂号，严禁使用非就诊患者的姓名建卡、挂号。在各医院办理就诊卡时，须出示患者身份证、户口本或驾驶证、老年证等有效身份证明进行建卡挂号。此外，北京医保患者必须持北京医保社会保障卡办理就诊卡和挂号。

## 324. 什么是银医卡? 银医卡开展哪些自助服务项目?

银医卡是银行和指定医院合作办理的联名卡，具有普通银行卡的所有功能，还可以在医院网站预约挂号。银医卡开展的自助服务包括：自助缴费、自助检查报告打印、自助信息查询等。银医卡的开展是实名制挂号的更好应用，也为全国开展的“先诊疗，后结算”奠定基础。

## 325. 为何要建立正式病案?

各地均实施门诊就诊手册，并在各医院均可使用。门诊就诊手册是由医生填写，对患者每次就诊情况、各项检查和用药情况的记录。如果患者需要住院治疗时，部分医院还要求建立正式病案。患者根据各医院要求持患者身份证或有效证件填写病案首页、建立正式病案。正式病案是对住院后患者病情和诊疗过程所进行的连续性记录。正式病案一般由医院病案室统一保管。

## 326. 做哪些检查需要提前准备？

患者为确诊病情需做各种全身和专科检查。有些检查不能直接做，需要患者做好身体准备，例如血液检查前空腹，肠镜检查前需要提前做**肠道准备**和妇科 B 超需使憋尿膀胱充盈等。患者可根据检查申请单或预约通知单上的要求做好身体准备。

## 327. 查体时发现某项肿瘤标志物水平偏高，该如何挂号？

肿瘤的诊断不能单独依靠肿瘤标志物的检查，单次肿瘤标志物升高的意义并不大，只有动态的持续升高才有意义。如果体检发现某个或某几个肿瘤标志物持续升高，那么应提高警惕。肿瘤标志物在不同系统的肿瘤有不同的表现，如 CEA 常出现在肠癌、胃癌；CA19-9 常出现在肠癌、胰腺癌；CA153 常出现在乳腺癌等。如果出现升高，则需要根据肿瘤标志物提示的病变进行进一步检查。部分医院还设立防癌门诊提供体检异常结果的咨询。

## 328. 医保患者就诊需要做好哪些准备？

首先，到任何医院就诊必须携带医保卡（本）以证实医保身份，进行医保结账。否则，没有医保证明者，会被默认为自费，造成费用无法报销。另外，就诊前应了解好各种医保规定，各种医保政策因地域不同、病种不同也会有差异，要按照要求提前办理如转诊、特病等相关手续。

## 329. 医院里发的传单可信吗?

医院里发的传单不可信，候诊区里闲散人员传发的传单都是非法广告。严重影响了人们的视野，误导、欺骗了很多急于求医的患者。这些广告所宣传的医疗不仅没有及时为患者解除病痛，反而增加其经济负担，延误了病情的及时治疗。患者应清醒地识别违法医疗广告，谨防受骗上当。医院的宣传资料一般由佩戴医院标识的工作人员或存放服务台、候诊区发放。

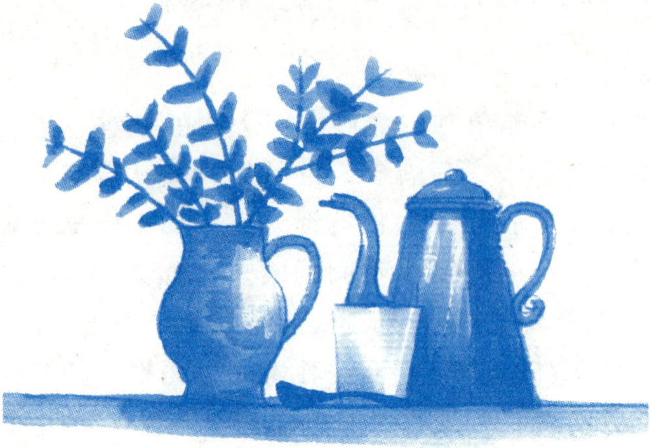

# 十、典型病例

## 病例一　外科病例

患者女性，57 岁。查体发现右肺上叶肿物半个月入院。胸部 CT 提示：右肺上叶纵隔旁 2.2cm×1.2cm 分叶状肿物影，部分区域呈磨砂玻璃样密度，纵隔和肺门未发现明显肿大淋巴结；骨扫描、脑 MRI、腹部 CT 均提示未发现转移。患者入院后经术前准备，行胸腔镜下右肺上叶切除和**淋巴结清扫术**。手术后病理检查结果为：右肺上叶高分化腺癌，部分呈细支气管肺泡癌改变，肿瘤累及脏层胸膜，清扫 18 枚淋巴结，均没有发现转移。因为病期比较早，患者手术后恢复良好，术后 6 天顺利出院。

## 病例二　放疗病例

患者男性，63 岁，以“咳嗽，胸闷 1 个月”于当地做胸部 CT 发现右肺占位性病变，到三级甲等肿瘤专科医院就诊。胸部 CT 检查发现右肺上叶包块，以及附近淋巴结转移；同时彩超发现右锁骨上淋巴结转移。经支气管镜取病理**活检**提示为鳞癌，其他全面检查均未显示转移征象，因此该患者的诊断为局部晚期右肺上叶中分化鳞癌。入院后接受放疗，剂量 60Gy，分 30 次完成，每周 5 次，共 6 周。治疗中曾出现暂时性进食疼痛和白细胞下降，经对症处理后都得到纠正，未出现其他急性治疗副作用。治疗后复查肿瘤较前明显缩小（见 CT 红线标出的肿瘤大小变化）。

放疗前（左图）：右上叶支气管自起始处不规则狭窄、阻

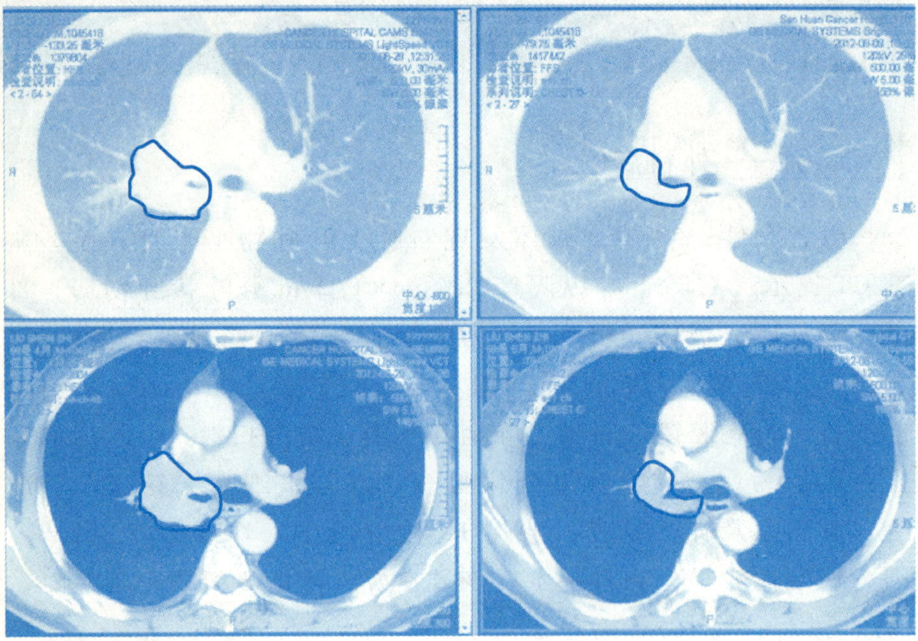

断，局部不规则软组织肿块，短径约3.5cm，与右肺门、纵隔淋巴结融合，管外包绕右主支气管及右中间段支气管使之明显狭窄，向下达中下叶支气管开口水平，伴右上叶远端支气管肺阻塞性改变。

右肺门、纵隔4R、7区多发淋巴结，最大短径约1.4cm。

放疗后（右图）：右上叶支气管起始处肿物较前缩小，与右肺门、纵隔淋巴结融合，包绕右主支气管及分支，原截断支气管现部分畅通，右上叶远端肺阻塞性改变较前好转。右肺门、纵隔4R、7区多发淋巴结较前缩小，请随诊。

## 病例三　内科病例

患者男性，46岁。患者2011年12月没有明显原因开始咳嗽、咳白黏痰，无痰中带血，偶感胸闷。无发热、胸痛，无饮水呛咳，患者未重视。2012年1月患者咳嗽加重，至当地医院行胸部CT示“左上肺占位”，于是患者至三级甲等肿瘤专科医院就诊做相关检查：胸部CT示：左肺上叶支气管狭窄，管壁增厚，可见一肿物，最大径约7.2cm×7.0cm，纵隔（左右肺之间装有心脏、大血管、气管、食管的地方）、左肺门（气管连接肺的地方）多个肿大淋巴结，大者约2.2cm×3.1cm。影像学诊断：左肺上叶肺癌，累及左下叶支气管，侵犯左心房及左上肺动静脉，伴左上肺不张。纵隔、左肺门多发淋巴结转移。脑部增强MRI未见明确转移征象。腹部CT（主要是看是否有肝及肾上腺等部位的转移）和全身骨扫描（查明是否有骨转移）未见异常。支气管镜检查，病理检查为小细胞癌。患者经过2个月的2周期化疗后，胸部CT示：左肺上叶支气管根部肿物，比上次明显缩小，最大直径约4.0cm×4.5cm（上次为7.2cm×7.0cm）；左肺上叶支气管狭窄也比以前减轻，纵隔、左肺门多发肿大淋巴结，比以前明显缩小，最大者约1.1cm×2.2cm（上次为2.2cm×3.1cm）。疗效评价部分缓解（病灶最大径缩小达到前一次最大径的30%）。之后经过一个半月的同步放化疗（放疗与化疗同时进行），胸部CT示：左肺上叶支气管根部软组织影，再次比以前缩小，最大直径约4cm×2.5cm（上次为4.0cm×4.5cm），纵隔、左肺门多发肿大淋巴结也明显缩小，最大者约0.7cm×1.5cm（上次为1.1cm×2.2cm）。之后又再次做2周期化疗。患者在放疗科完成预防性脑放疗（预防性脑放疗是没有脑转移的患者提前进行全脑放疗。因为根据国际相关研究显示，预防性脑放疗可以降低脑转移的发生率）。

经过多次复查病情稳定，生活、工作均正常，正在料理自己的农场。

**病例分析：**

小细胞肺癌对放疗、化疗都很敏感。小细胞肺癌分为广泛期（有全身其他部位的远处转移，放疗时不能把病灶全部包括在内）和局限期（没有全身其他部位的远处转移，放疗时能把病灶全部包括在内）。

该患者为小细胞肺癌局限期，并且依从性好（自己有何不明白的地方及时跟医生沟通，能够听从医生的意见，不随意按照自己的想法进行治疗），在治疗的前期同步放化疗，后期行化疗，后又进行了预防性脑放疗，这个治疗过程完整、紧凑，与医生配合良好，所以取得了比较好的效果。

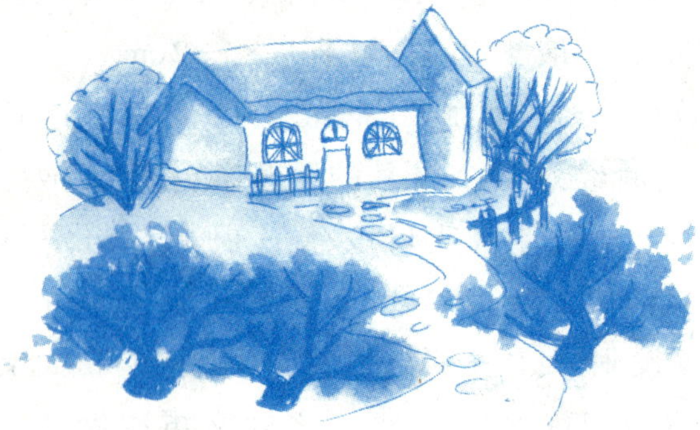

# 十一、名家谈肿瘤

## 增强“自我科学抗癌”意识

陆士新，著名肿瘤病理生理学专家，研究员，中国科学院院士

癌症已成为我国人群死因的首位，具有发病率高、死亡率高、治疗费用高等特点，因此，人们“谈癌色变”。目前，学术界普遍认为对癌症不要恐惧而要防治，癌症是“可防可治”的。肿瘤防治的关键仍然是要坚持以人为本、自我抗癌，实施预防为主、防治研相结合，大力做到肿瘤防治“三早”，即早期预防、早期诊断和早期治疗；“三早”是癌症“可防可治”的核心和基础。世界卫生组织也强调：三分之一的癌症是可以预防的，三分之一的癌症患者通过早期诊断并得到合适的治疗是可以治愈的；三分之一的癌症患者通过治疗，可以减轻痛苦，延长生命。人群的自我抗癌意识和信念至关重要，因为如无自身防癌意识，接触致癌因素而不自知，一旦患上癌症已成晚期，延误了病情。

控制癌症应当以早期预防为主，我们究竟应该怎样做才能实现“三早”呢？首先，我们要积极增强“科学自我抗癌意识”，注意在生活中远离致癌因素，并积极做到合理营养、适当运动、戒烟限酒、心理平衡等健康生活方式，自我预防癌症发生。近二十几年来，在我国食管癌、肝癌、胃癌等肿瘤高发区所进行的病因学调查研究的基础上，开展了国际上最先进的大规模人群预防研究，现在已取得可喜的成果，树立了癌症“可防”的典型，

并增强了我们对癌症可以预防的信心。

癌症的发生发展是多阶段逐渐演变的过程，在癌前病变和早期癌阶段就进行治疗是可以不发生癌症或可以被治愈的。什么是癌前病变呢？癌前病变是指人体组织中某些细胞在人体内外环境中的物理、化学、生物以及慢性炎症等刺激因素长期不停地作用下，细胞形态和分子组成发生有变成癌趋向的病理变化，再经过一段时间后，这种病变的一部分或少部分可能发展演变成癌。但是，癌前病变患者在去除物理、化学、生物以及慢性炎症等刺激因素，或给予化学干预（治疗），癌前病变可以被逆转为正常。“癌前病变”发展成侵袭性癌的过程一般需要10年左右的时间。如在林县我们发现食管上皮重度增生的人，经增生平治疗可以逆转为正常，成功阻断了重度增生上皮演变成癌。因此，预防及治疗癌前病变，对预防肿瘤有着积极意义。

癌前病变和器官组织的炎症与不典型增生密切相关，炎症往往伴随细胞重度增生（不典型增生，原位癌），我们已知的一些病变如：食管上皮重度增生、胃的瘢痕性溃疡、萎缩性胃炎、胃息肉、慢性支气管炎、肝细胞不典型增生、宫颈糜烂或息肉、乳房囊性腺病、乳腺导管内乳头状瘤、溃疡性结肠炎、结肠腺瘤及结肠息肉、膀胱黏膜上皮增生及化生、鼻咽部柱状上皮及不典型化生等都可视为癌前病变，上述的癌前病变的长期存在与发展就可能转变为癌症。因此，个人应积极治疗器官组织的炎症和严重增生性疾病是预防癌症的重要措施。

在生活中，我们究竟应该怎样做才能实现肿瘤的“早期发现，早期治疗”呢？首先，进行自查，要早期发现癌瘤，除医生的检查外，自我检查也是非常重要的。如乳腺癌等往往是自查发现肿块的，所以要经常进行自我检查。除自查外，要重视每年正规体检，体检也是“早期发现”癌瘤的重要途径。癌瘤“早期治疗”是非常重要的，它直接影响患者的生存；有研究表明：

肿瘤大小与手术后生存率密切相关，肿瘤直径越小相对生存率就越高，肿瘤直径越大相对生存率就越小。一旦发现肿瘤应及早到医院进行规范化治疗。但治疗肿瘤也不是什么治疗手段都用上才好，要防止“过度治疗”。

普及癌症知识是预防癌症的重要手段。在癌症防治工作中，要有更多的有关癌症方面的科学普及读物问世，以利于群众增强“自我科学抗癌”意识，来改变癌症不可预防和无法治疗的观点，并积极行动起来，做到“三早”，控制和预防癌症。

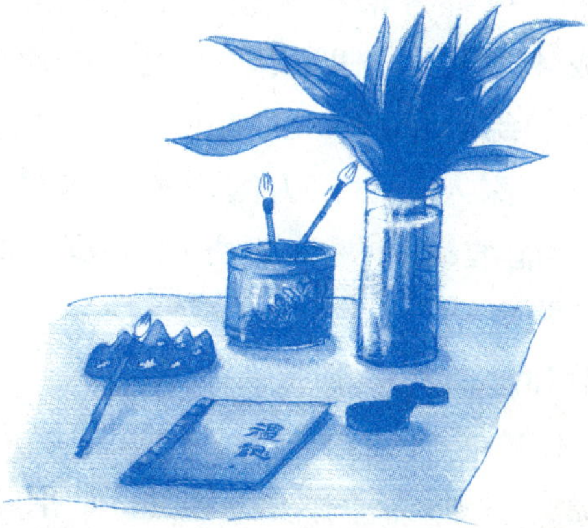

# 五十年来我国肿瘤防治工作的发展和体会

孙燕，著名肿瘤内科学专家，主任医师，中国工程院院士，中国医学科学院中国协和医科大学名医

回顾半个多世纪我国临床肿瘤学的发展，真有些沧桑之感。新中国成立初期，由于当时卫生的状况，肿瘤学不被重视。直到建国 10 年以后我国才开始重视肿瘤问题，并启动了比较全面的规划、建设和研究。我有幸在 1959 年调入肿瘤医院（当时称日坛医院），正好参加我国几位临床肿瘤学元老，吴桓兴教授（时任中国医学科学院肿瘤医院院长）、金显宅教授（时任中国医学科学院肿瘤医院顾问）和李冰教授（时任中国医学科学院肿瘤医院党委书记兼副院长）的领导下对我国临床肿瘤学的发展进行的讨论，并制定了以综合治疗为模式的发展方向。随之，就临床肿瘤学发展达成 4 项共识，即预防为主、中西医结合、基础研究与临床研究结合、综合治疗。虽然在今天，综合应用现有手段诊断、防治肿瘤已经深入人心，为国内外学术界所接受，但是这在当时的条件下就能准确把握总攻方向还是难能可贵和具有远见的。

在十年浩劫中肿瘤工作受到极大破坏。人员被下放，甚至连苦苦积累的病理标本都被埋掉。但在 1972 年周恩来总理冲破“四人帮”的阻挠，对肿瘤工作做出了重要指示：肿瘤是多发病、常见病；应当深入调查摸清我国的发病情况，并采取预防措施；结合我国具体情况和实践经验编写我国自己的参考书；大力开展高发区研究等等，明确了我国肿瘤学前进的方向，也成为我们开展工作的重要指导原则。

改革开放以后，我国临床肿瘤学事业得到了飞速的发展，各省市都建立了肿瘤医院，很多综合医院也成立了肿瘤科，研究工作也得到发展。

肿瘤内科治疗也已经有了很多进展，相当多的常见肿瘤，如滋养细胞肿瘤、急性白血病、睾丸肿瘤等，已经可以通过内科治疗达到根治；另一些常见肿瘤，如乳腺癌、肺癌、大肠癌、胃癌和骨肉瘤等，内科治疗也都占有相当重要的地位。此外，我们在肿瘤治疗理念方面已经有了很大进步，例如多种方法和途径的综合治疗、加强预防术后播散，特别是远处转移的内科辅助治疗研究、重视生存率和生活质量的提高等。

近10年来，不断有新的针对肿瘤受体、调控和生长关键基因的靶向药物问世，从分子、受体、信号传导等方面的研究把病因、预防和治疗很好地连贯起来。分子靶向治疗虽然在现阶段还不能完全替代传统的手术和放化疗，但其重大意义在于可以使治疗更具靶向性，更好地实现治疗个体化。而根据肿瘤的分子靶点决定治疗方案的策略与我国传统医学理论中的“辨证论治”和“同病异治、异病同治”不谋而合。靶点的诊断必然会成为未来肿瘤诊断以及个体化治疗方案制订的必要步骤。对患者的靶点监测也应该受到重视。

我们已经开始思考什么是我国临床肿瘤学的特点，其中包括：中西医结合，辨证论治——提高预见性；同病异治、异病同治——实现有的放矢；循证医学、规范化、个体化；扶正祛邪——重视宿主情况、基础疾病、免疫和骨髓功能重建等；治未病——重视预防、重视防止复发；以人为本——重视生活质量和远期结果等等。

最近，美国著名临床肿瘤学家 DeVita 在一篇题为“癌症研究200年”的文章中系统复习了有关肿瘤诊疗的进展情况。可以看出近百余年来人们对肿瘤的认识已经有了长足的进展和提高。在20世纪70年代由于综合治疗，儿童期白血病和霍奇金病的疾病特异性死亡率开始显著下降。在引入常见癌症（例如乳腺癌和结肠癌）的更好早期诊断和预防措施以及有效辅助治疗之后不久，总死亡率开始下降。所有癌症的5年相对生存率在通过《国家癌症法案》之前的20世纪60年代末为38%，而现在为68%。在美国，癌症总死亡率从1990年开始下降，自此以后总体已下降24%。对2015年的直线推测提示，癌症死亡率的总绝对下降将约为38个百分点。所以，我们对制服肿瘤的前景应当是乐观的，但这无疑需要几代人艰辛的努力。

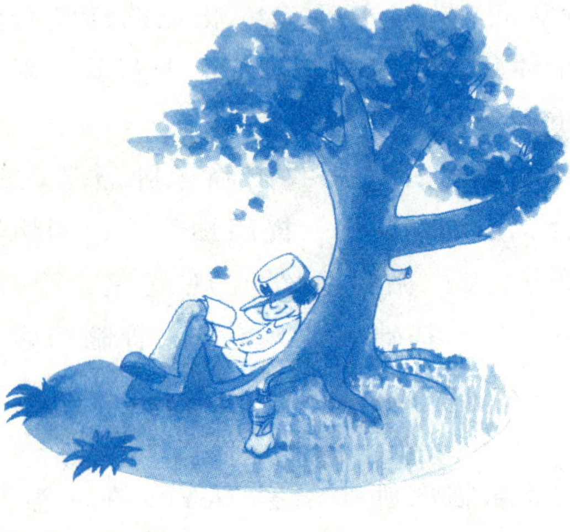

## 少吃多动　预防肿瘤

程书钧，著名实验肿瘤、肿瘤化学和遗传毒理学专家，研究员，中国工程院院士

科学研究表明，终身维持健康的体重是预防肿瘤最有效的措施之一。超标体重和过于肥胖，会促进某些肿瘤发生，包括食管癌、胰腺癌、结直肠癌、肾癌、子宫内膜癌和绝经后的乳腺癌。肥胖是这些肿瘤发生的非常重要的促进因素。肥胖和体重超标还会增加许多慢性病（如高血压、脑卒中、冠心病和2型糖尿病）发生的机率。肥胖会影响许多激素和生长因子的水平，肥胖人群胰岛素样生长因子1、胰岛素和瘦素水平均升高，性激素在肥胖相关肿瘤中也起重要作用，因为脂肪组织是性激素合成的重要场所，性激素水平过高可使子宫内膜癌和绝经后的乳腺癌发病率增高。肥胖者常伴有轻度炎症状态，脂肪细胞会产生一些促炎性因子，而慢性炎症会促进肿瘤发生。因此避免肥胖在肿瘤预防中占有重要地位。

如何避免肥胖？关键在少吃多动。美国有个诺贝尔生理和医学奖获得者Brenner讲过一段有趣的事，他说，人在古代的时候，因为生活环境很艰苦，吃的东西很不够，主要靠打猎为生，所以他老是到处要找吃的。多少年、多少代传下来的人就是那些有很强吃的欲望的人，他们下丘脑逐渐形成老想吃的兴奋灶，这就是我们现代人为什么老想吃的原因。可是到了今天，诸位吃东西用不着像古代那样去找了，古代是找到什么就吃什么，现在你家里伸手就拿得到东西吃，可是我们大脑的兴奋灶还在那里，还叫我们吃、吃、吃，其实你肚子一点都不饿，只是为了满足这个兴奋

灶，你就老要吃，没有事的时候要吃，看电视也要吃，造成你营养过剩。储存过多的营养的最佳方式就是把它转化成脂肪（而不是蛋白质和碳水化合物），这种储存的能量可以很好去应对饥饿，这在古代艰苦的条件下是十分必要的，因此，过度营养转成脂肪而导致肥胖也是进化选择的结果。

导致超重的原因除吃的过多外，另一个原因就是体力活动太少。因此，合理必要的体力活动是极其重要的。研究表明，合理的体育活动，对预防和降低结直肠癌、乳腺癌、子宫内膜癌、胰腺癌、肾癌等都有良好作用。少吃多动，保持健康的体重和避免肥胖能预防和降低包括肿瘤在内许多慢性代谢疾病的发生，这是有深刻的科学道理的，是迄今为止科学上证明了的最有效的办法。人们生来就有点爱吃不爱动，我们懂得上述的科学道理后，就需反其道而行之。为了你的健康，预防肿瘤，少吃多动。

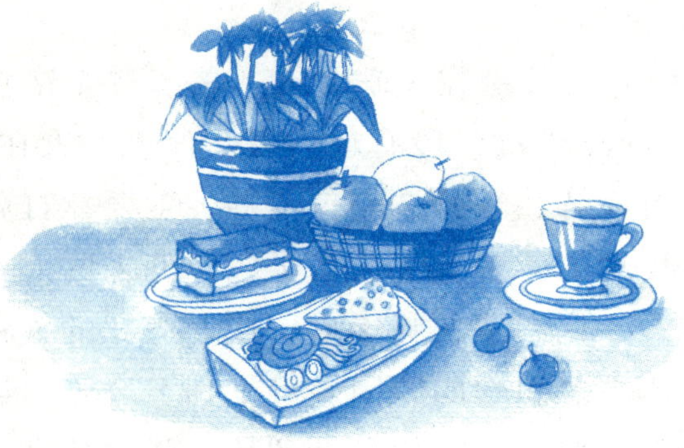

## 肺癌的流行、发现、诊治和预防

黄国俊，著名胸部肿瘤外科学专家，主任医师，中国医学科学院中国协和医科大学名医

十九世纪初期医学文献很少有原发性肺癌的报道。1922 年美国米尼苏达（Minnesota）大学在 4362 例尸检中只发现 13 例肺癌，次年有一英国报道指出在 3183 例尸检中只有 4 例原发性肺癌。如今由于有效抗生素和抗结核药物的应用，肺部感染性疾病如肺结核、支气管扩张症、肺脓肿等已大为减少，而由于大气污染和长期吸烟等等原因，肺癌却成为全球性急剧上升的流行病和男性人口中的第一癌症杀手。在我国城市中肺癌已占癌症死亡的第一位。女性肺癌发病率近年来也在快速上升。

肺癌是发展较快的恶性肿瘤，早期可能没有任何症状，很容易被忽视。到了较晚期，则常会引起不同程度的咳嗽、咳痰、痰中带血、胸痛、气短等症状。一旦出现这些症状，特别对于长期吸烟或生活在大气污染环境的人群，应该到医院检查，警惕肺癌的发生。近年不少单位和个人采取每年定期到医院进行防癌普查的制度，常因此而能及时或早期发现肺癌或其他癌症，使患者得到及时治疗，值得推广。

临床上肺癌可以分为小细胞型和非小细胞型两大类，前者较少见，但恶性度高，发展较快，大多数病例不适于外科或单一外科治疗。常见的肺癌多属于后者，其中包括腺癌、鳞状上皮细胞癌、小支气管肺癌等。这些常见肺癌都各有其特点，但总的共同之处是它们的恶性细胞都不断在分裂增多，肿瘤在不断增大，并挤压破坏相邻组织器官，癌细胞也会在局部地区扩散**种植**，或沿

淋巴管和血管向远处组织、器官播散，造成转移性病灶。由此可见，肺癌如果不及时发现、及时治疗，它最终总会与患者同归于尽。

应该指出，肺癌并非不治之症。目前根据肺癌的不同类型、不同病期和患者的不同身体情况，在肿瘤专科医院已有相当规范的不同治疗方案，不断取得愈来愈好的疗效。一般而言，对于较早期（如临床Ⅰ期、Ⅱ期和若干ⅢA期）肺癌病例，在患者身体条件和肿瘤解剖部位许可下，外科手术切除肿瘤是首选的治疗方法，常可达到根治的目的。对于较晚期（如临床Ⅲ、Ⅳ期）的一般肺癌病例、多数小细胞肺癌病例以及因某些缘故不能采用外科治疗的病例，则多应采用个体化肿瘤内科治疗（包括化学治疗、靶向治疗、免疫治疗等）、放射治疗或多学科（包括外科）综合治疗等方法，也可取得满意效果。

当今，肺癌是人类的大敌，它每天都在杀害成千上万的人们。我们不时地听到我们的某位亲朋好友因肺癌而去世，我们感到悲伤，他（她）的亲人更会如此。但肺癌是可以预防的，因为它的主要病因在各种癌症中是最为人所知的，那就是空气污染和吸烟。朋友们，停止吸烟吧！

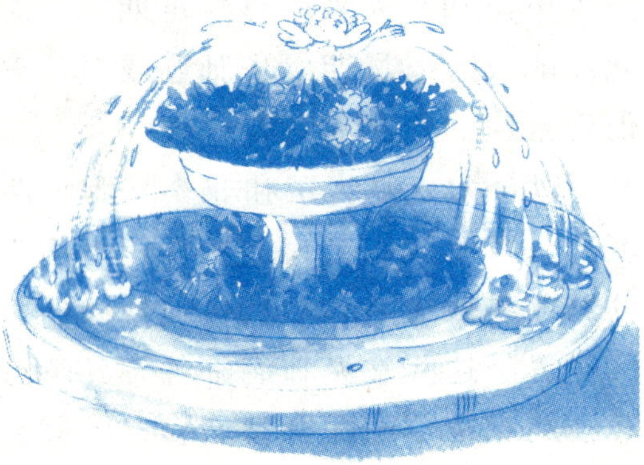

# 对癌症治疗的一点看法

殷蔚伯，著名肿瘤放射学专家，主任医师，中国医学科学院肿瘤医院放射科首席专家

## 一、癌症不再是不治之症

20世纪初肿瘤患者的5年生存率只有5%，身患恶性肿瘤几乎就等于死亡，因此人们谈癌色变。为此，人类开始致力于攻克肿瘤的研究，由于诊断及治疗技术的改进与发展，癌症患者的5年生存率在不断地提高，20世纪30年代为15%，60年代为30%。近半个世纪以来，随着CT、MRI、PET-CT等各种诊断设备与技术的应用与提高，促进了对肿瘤的早诊、早治；同时在治疗方面，无论是手术、放射治疗还是药物治疗都有了飞速的发展，至20世纪90年代肿瘤患者的5年生存率提高到45%。2012年美国癌症协会发表统计报告显示：1975~1995年间在美国确诊的癌症患者治疗后5年生存率为49%，而到2001~2007年提高至67%。由于绝大多数肿瘤复发与转移发生在癌症诊治后的5年以内，因此医学上用5年生存率来表示癌症的治疗效果。对肿瘤患者来讲，生存超过5年以后再次出现复发或转移的机率就已经很低了，因此，5年生存率常常也代表着治愈率。现在我国诊治癌症的水平与国外大体相当。我们有理由相信癌症的治疗结果将来会更好。所以说癌症不再是不治之症。

不同部位的癌症治愈率有所差别，一般来说，表浅的癌症较深部脏器的癌症治愈率高，如女性乳腺癌、子宫颈癌、男性前列腺癌等治愈率高，而肺癌、胰腺癌等的治愈率相对较低。同一种癌症的早期与晚期的治愈率也不一样。早期乳腺癌、子宫颈癌、

男性前列腺癌等患者的5年生存率可达90%以上，显著高于晚期患者；即使是**预后**差的如肺癌、食管癌也同样是早期患者的生存率显著高于晚期。所以我们倡导早期发现、早期诊断、早期治疗。当有异常发现时应尽早去医院检查。现在不少医院开展了防癌普查服务，可定期去检查。

**二、癌症不是急诊**

著名的肿瘤学家吴桓兴教授不断的告诫我们癌症不是急诊，他的意思是不要一诊断癌症就仓促治疗，而是强调在治疗前应进行必要的检查，制订周密的治疗方案。因为癌症的首程治疗至关重要。首程治疗不当，往往很难补救。他形象地比喻为就像剪裁衣服一样，裁的不好，很难补救。当然，患者被诊断出癌症后必然很着急，但要沉着，进行必要的检查，有时需要多学科的会诊后再进行治疗。精心地战前准备是取得胜利的重要保障。

**三、现代的肿瘤放射技术**

放射治疗学发展虽然已有100余年的历史，但较医学发展史而言，其历史短，不为人们所熟知。作为一名放射治疗科的医生，我愿意介绍一下现代的放射治疗学。放射治疗主要用于治疗恶性肿瘤，是治疗恶性肿瘤的三大主要手段之一（即手术、放射治疗及药物治疗）。早期放射治疗是通过放射性同位素$^{60}$钴产生γ射线或由直线加速器产生高能X射线和电子线来完成，也叫二维放射治疗技术，照射范围只能产生不同大小的长方形和（或）正方形**照射野**。但肿瘤生长的范围并不规则，放射治疗在杀灭肿瘤的同时，大量的正常组织也受到损害，导致了相应的放疗并发症。同时，为了避免对正常组织及器官产生不能接受的并发症，有时不得不减少照射剂量，致使肿瘤局部控制率下降或照射治疗后肿瘤复发率增加。

由于影像技术及电子计算机的发展，放射治疗从二维走到三维及四维治疗技术，即三维适形放射治疗、调强放射治疗、影像引导下放射治疗及自适应放射治疗等。换句话说，更准确、更精确的照射，能更好地照射肿瘤、同时更少地照射周围正常组织，其结果是提高肿瘤的治愈率，降低对正常组织的副反应。这些新技术的优势在一些肿瘤的治疗方面表现突出，如头颈部癌、前列腺癌等等。同时，这些新技术带来的是要在治疗前作更多细致的工作，如先行 CT（或 PET-CT）定位，在 CT 图像的每一层面上勾画肿瘤及一些正常器官，要用计算机软件即治疗计划系统计算出最合适的方案，因而放射治疗准备的时间相对较常规放射治疗长。近年来，发展的立体定向放射治疗，对一些小的肿瘤能治愈而无显著的副反应，如早期非小细胞肺癌等。但应该指出的是，如同所有的治疗方法一样，放射治疗也有其局限性，它也不能治疗所有癌症，需要结合每种癌症的特点，联合手术、药物治疗等方法综合治疗进一步提高疗效。

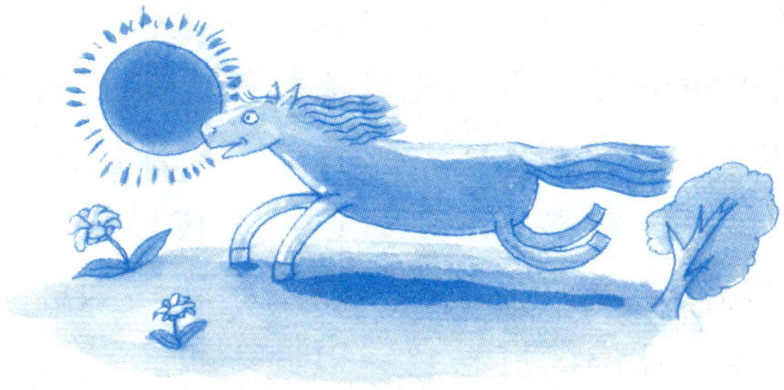

# 面对癌症作战的现代策略

储大同，著名肿瘤内科学专家，主任医师，中国医学科学院肿瘤医院内科首席专家

## 一、癌症的发生发展规律

在我们每个人的身体里，实际上都存在着不同的突变细胞。一旦身体的免疫监视功能不能发现、攻击这些突变细胞的时候，它就会由一个变两个，两个变四个，四个变八个，呈指数级增长，在很短的时间内就能变成肿瘤。直径1.5厘米的一个球形结节就已含有35亿癌细胞（$3.5\times10^9$）了。这时候就可以被螺旋CT、核磁共振扫描、PET/CT等先进的仪器发现了。大家想想35亿癌细胞是个很大的数量！一些患者来就诊时已是癌症晚期，肿瘤细胞的计数远远超过这个数量，甚至能按斤计，肿瘤细胞数长到12次方，人就牺牲了。我们平常治疗肿瘤怎么治？早期可以切除，争取治愈。但当肿瘤细胞数量到11次方时已经转移得到处都是，没有切除的机会了。这时就应该使用有效的全身治疗手段，如化疗、靶向治疗、生物免疫治疗等，把肿瘤细胞的数量杀到$10^9$数量级以下，再想法不让它抬头。如果原发肿瘤在肺，我们称之为肺癌，可能转移到肝脏，也可能转移到骨头、转移到脑部。但是这里应该走出一个误区，癌细胞转移到肝脏的时候不能叫肝癌，只能说是肺癌的肝转移，以此类推。转移到全身各处以后，癌细胞总数量达到11、12次方时那是非常晚期的，因此，我们特别强调，肿瘤要早期发现，早期治疗。

## 二、不要谈化疗就色变，你有机会重振免疫力

一旦到了晚期，是否就完全不能治愈，就只能放弃了？当然

不是！其实，得了肿瘤，打仗的战略设计非常重要！怎么掌握好治疗手段-肿瘤组织-机体免疫力的三点平衡是一个极其重要的方面。很多人一听化疗都谈虎色变，觉得不能做。实际上我们要分析，肿瘤能够抑制机体免疫功能，肿瘤发展得越严重越抑制免疫功能！反过来，免疫功能提高了也能抑制肿瘤。比如放疗和化疗，既能够攻击肿瘤，对自己的免疫功能也是打击。所以治疗中机体的免疫功能跟治疗手段、肿瘤之间是三点平衡的关系。你不能光看放、化疗对身体的伤害。肿瘤被消灭以后，肿瘤对免疫功能的抑制就自然而然解除了。而放、化疗结束后它们对免疫功能的伤害也立即解除。所以我们任何一位患者在治疗时一定要把三点平衡的关系分析好。手术作为重要的治疗手段把肿瘤的大本营切掉，肿瘤细胞的数量急剧下降，对免疫功能的抑制一下子就被解除了。这时候再用放疗、化疗，进一步消灭残存肿瘤，虽然对免疫功能可能造成一定程度的暂时性抑制，但把肿瘤消灭以后，使肿瘤细胞的数量更进一步减少，这样肿瘤对免疫力的抑制更进一步得到解放。细细掂量如果用各种手段把转移灶中癌细胞总数减少到 $3.5\times10^9$ 以下，身体是完全有机会恢复免疫功能的！

**三、利用高科技时代优势与肿瘤长期和平共处**

对癌症作战的现代战争是建立在常规武器和信息网络系统高度协同配合的战略设计之上的。即科学合理地将手术、化疗、放疗与生物靶向治疗、免疫治疗、中医药治疗等有机地结合，达到全歼肿瘤并长期压住肿瘤的发生细胞（干细胞），使其永不抬头。之所以很多人的晚期肿瘤被治愈，就是因为将肿瘤细胞数量消灭到 35 亿左右后，再通过各种手段压住肿瘤干细胞并将免疫功能恢复到患肿瘤之前的状态。这时候残留肿瘤细胞的数量和机体免疫功能实际上已经达成了一个新的平衡状态。而这种平衡状态，在分子靶向治疗的时代，你如果有能力、有信心去努力，在医生的帮助下是完全可以争取实现的。也就是说，到那时你的机体与肿瘤已经成了长期和平共处的双方，而这种状态经过努力完全可能持续一辈子。

分子靶向治疗是近年来的新生事物。由于科学家们发现了很多癌基因能驱动肿瘤的生长，因此就把它们叫做驱动基因。可喜的是也有很多新药能针对这些基因起到抑制作用，有效率都能在50%~70%，控制率都能达到80%~95%，均远远超过化疗。目前临床常用的分子靶向药物也已经有十几种。即使没有驱动基因存在的肿瘤，用一些影响微环境的靶向药物把它们的信号传导通路阻断，也能配合化、放疗作战而大大提高它们的疗效。

国际上有资料显示有些老人去世时不是因为肿瘤死亡，而是因为糖尿病、心血管疾病等原因。但在做尸检时却发现这些老人中很多人患有乳腺癌、前列腺癌等恶性肿瘤，但他们并不是死于癌症，而是死于其他疾病，这些人体内的癌细胞恰恰处于35亿左右的数量。这说明什么问题呢？说明他们生前有能力长期与这些癌症抗衡，达到一辈子和平共处的目的。在当代高科技发展的分子靶向治疗时代，就更具有做到这点的物质基础了。展望未来，让谈癌色变即将变成历史吧。

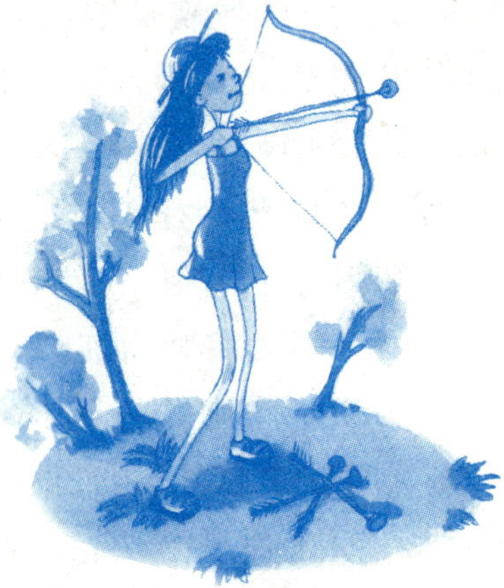

## 防治肿瘤，从改变自己做起

唐平章，著名头颈肿瘤外科专家，主任医师，中国医学科学院肿瘤医院前院长

说起肿瘤，大家心里不免咯噔一下，说是“谈癌色变”恐怕也不为过吧。虽然目前对肿瘤的诊治水平已经有很大提高，总体上一半以上的恶性肿瘤患者能够被治愈，但离彻底攻克它还有很长的路要走。下面结合我个人30余年的临床经验，就肿瘤预防、诊治谈一些自己的看法。

肿瘤有恶性和良性之分，良性肿瘤一般不会对生命造成太大损害，恶性肿瘤也就是我们通常说的癌症。癌症是人体生长到一定时机体细胞发生转化引起的肿瘤，生长不受限制而且容易出现转移，即使治疗后也可能复发。癌症病因复杂，其发生有些协同因素，它们或单独引起或加速癌症的发生。这些因素包括烟酒刺激、电离辐射、不当的生活方式和饮食习惯等。预防癌症的第一步就是减少这些因素的刺激。如吸烟可引起口腔癌、喉癌、肺癌等多个脏器肿瘤，过量饮酒可引起口腔癌、下咽癌、食管癌等，而长期食用腌制食品和食管癌的发生关系密切。特别是大量烟酒刺激，临床上可见有的患者每天喝半斤到一斤酒，吸1~2包烟。下咽和食管黏膜在长期刺激下发生病变导致癌症的多点发生。电离辐射虽然普遍存在于我们生活当中，如医院的X线检查、CT、核素扫描、家庭装修中的不合格石材等，我们也基本上不会想到过多接触会对自身造成什么影响，但甲状腺癌、白血病的发生与它的确有明显关系，尤其是对胎儿、儿童影响最大。1986年，前苏联切尔诺贝利核事故就是个例证，事故发生后的二十年间，

该地区周边儿童的甲状腺癌发生率升高了几十倍。还有不良的饮食习惯，如吃饭太快、经常吃烫得食物、偏食、不爱吃水果等，均会对上消化道黏膜产生不良影响。预防癌症，还要保持健康向上的生活态度，经常锻炼身体，培养乐观的心态。积极乐观的情绪可以调节因压力而分泌的皮质醇和肾上腺素等激素的水平，增强机体免疫力。而有积极乐观心态的人身心更健康，死于心血管疾病的机率更低，肺部功能也更健全。预防癌症，应当定期体检，做到早诊、早治。有些癌症也有一定遗传性和家族性，癌症患者的子女较普通人得癌的机率更大，因此应当定期筛查，发现后尽早处理，治疗效果也会比较理想。

如果已诊断明确是癌症，应当如何应对呢，有四点建议提供给大家：

首先，建议初次就诊患者应当在有肿瘤治疗经验的正规医院就诊，切莫病急乱投医。对肿瘤的初次治疗十分关键，但由于国内医疗条件地区差异较大，不规范治疗屡见不鲜，患者可能因此而遭受多次治疗的苦痛，疗效一次比一次差。此外，误信游医、偏方、小广告，这些常常含有“包治”“不用手术、放化疗”“即刻缓解痛苦”“祖传秘方”等诱人宣传，经常散布于医院周围，不仅给上当者造成经济巨大损失，更重要的是贻误最佳治疗时机，早期变晚期，能治疗的变成不治之症。目前治疗肿瘤的主要方法包括手术、放疗、化疗、分子靶向治疗等，主要根据患者的个体状况，肿瘤的部位、类型、分期采用不同的治疗方法。如早期喉癌可采用单纯手术、单纯放疗或激光治疗的方法，而晚期喉癌应用手术和放疗相结合的综合治疗；绝大部分甲状腺癌可单纯手术治疗，无需放、化疗，如病变侵犯广泛时可在甲状腺全切除后行$^{131}$I核素治疗。不同肿瘤均有一定的诊治规范，我院的综合查房制度更加保证这些患者得到个体化、科学、合理和有效的治疗方案。综合查房制度是我院针对复杂、疑难或需要多学科共同讨论的病例，召集包括外科、放疗科、肿瘤内科、诊断科、病理科医师一起研讨确定治疗方案的查房制度，特别是针对像下咽癌、乳腺癌、肺癌等这些需要多学科综合治疗的病种，在查房过程中确定患者的肿瘤范围、手术切除范围、功能重建方法、放化疗时机等等，使得患者在开始治疗前就确定了完整的治疗方案。

其次，肿瘤患者治疗时应做好家庭内部计划，安排好人员和经济保障。治疗肿瘤时间短则一两周，长则数年，通常为1~2个月。治疗时应安排好家人进行照顾和护理，家人的陪伴和呵护也是对身心遭受癌症折磨患者的一种安慰。虽然说现在来看病不至于砸锅卖铁、出卖房子家当，全民医保也覆盖了中国90%以上的人口，但治疗肿瘤的费用在几千至数百万不等，诊断措施有廉、有贵，一些化疗药物每个疗程都在几万以上，对一个普通家庭也是一笔不小的花销，因癌致贫常有发生，所以应当根据患者家庭经济状况量力而行，不要影响家庭其他成员的基本生活保障，医生们也会根据患者家庭的实际情况制订相对合理的诊治方案。

再次，肿瘤患者治疗后应坚持定期复查，因为肿瘤治疗失败50%以上是因为复发引起，而复发多在治疗后的5年之内，部分复发患者还可通过治疗达到根治效果，因此建议治疗后1~2年内每3个月复查1次，2~5年内每半年复查1次，5年以上的患者每年复查一次，坚持严格的复查制度是提高治疗效果的另一保证。

最后，对于某些特定肿瘤，肿瘤患者应习惯和学会与瘤共存，调整心态，提高生活质量。临床表现最突出的是结节性甲状腺肿（良性），目前甲状腺肿瘤的发病率全世界都在升高，特别是结节性甲状腺肿，由于其生长缓慢，可以几年甚至几十年缓慢生长，对患者的生活及工作影响不大，而手术治疗又不易彻底切除，还存在复发可能，因此临床目前均建议观察，不必要手术。

患者应该调整心态，做到和肿瘤“和平共处”。另外，还有一些特殊类型的肿瘤，如腺样囊性癌，容易出现远处转移，也是生长缓慢，对放、化疗并不敏感，临床上尚没有行之有效的治疗措施，但肿瘤的发展非常缓慢，这段时间非常长，因此患者应当学会坦然面对，提高这段生活质量，千万不要自己吓唬自己。

总之，肿瘤的防治都要必须从改变自己做起，谚语说“自助者，天助之”也就是这个意思，不仅要保持乐观向上的心态，健康良好的生活方式，尽量节制烟酒等不良刺激，更要在患病后保持清醒的头脑，做好长期抗癌的准备，在正规的医院制订科学合理的治疗方案，并定期**随访**。相信这些措施一定能达到目前最好的治疗效果！

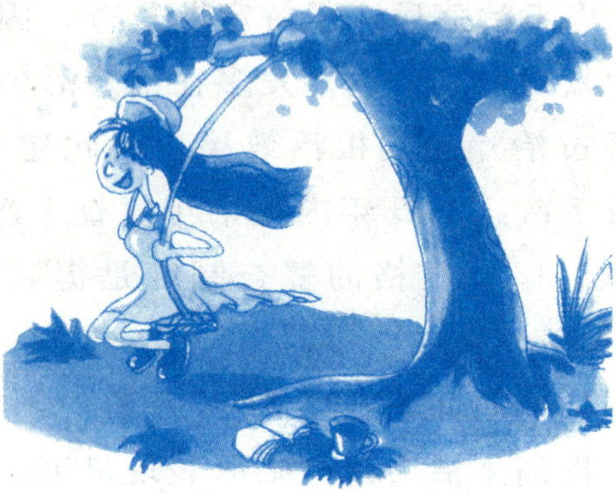

## 勇气创造奇迹 科学铸造明天

赵平，著名腹部肿瘤外科专家，主任医师，全国政协委员，中国医学科学院肿瘤医院前院长

刘晓林先生是一位优秀的教师，他培养的学生可谓桃李满天下。然而，这位受人爱戴的人却突遭横祸，使他陷入苦难之中。去年过生日，一杯酒下肚，刘晓林先生感到胃部灼痛。他的一个学生安排他去一家医院做检查，这位学生是这家医院的院长，为老师跑前跑后。做胃镜时发现老师的胃窦部有溃疡，**活检**病理证实是腺癌。尽管她没有告诉老师真相，刘晓林先生还是从那张苦笑的脸上发现了破绽。刘晓林先生偷偷从病例中看到那些可怕的字眼，犹如晴天霹雳，晕倒在医院。他不能相信自己得了癌症，他一生没有做过坏事，也没有休过一天病假，怎么会“突然得了癌症？”一定是医院搞错了。他又去了几家医院，医生们都说第一医院的诊断是准确的。刘老师顿时觉得世界马上陷入黑暗与恐怖之中。尽管家人苦苦相求、相劝，朋友送来的补品堆满房间，刘晓林先生还是惶惶不可终日，茶饭难进。他有时觉得如果不吃饭也许会饿死肿瘤，他整天抱着肿瘤书籍苦苦探寻，祈望找到治疗癌症的绝招。然而，他却始终没有听从医生的劝导去做手术治疗。表姐告诉他，“癌症一做手术就会扩散全身。你姐夫要是不做手术也不会死的那么快！”肿瘤医院门口有不少“热情的人”推荐治疗癌症的祖传秘方，他们许诺包管治好刘老师的病，还向他出示已经治愈癌症患者的心得体会。刘老师彻底迷茫了，在困惑中花掉几万块钱也没有觉得见效。有个得甲状腺癌的同学已经活了5年，在他的劝导下，刘晓林去青海的一个寺庙求助保

佑，据说不少癌症患者喝了那里的“圣水”后癌症消失了。折腾了几个月，有一天刘晓林发现大便呈柏油状，同时他感到心慌、气短，家人看他面色苍白，出冷汗，把他送进医院，送进手术室。手术中发现胃癌已经扩散，并转移到肝脏。最佳的治疗时机不幸被错过了。

导医的忠告：癌症的发病率受社会发展的影响在继续上升，尤其是人口老龄化和工业化进程导致癌症的新发人数与年俱增。当我们不幸患了癌症，重要的是不能被吓倒。癌症是可以治愈的，世界卫生组织提出40%的癌症通过早诊、早治可以治愈，可以长时间生存。因此，癌症不等同于死亡。刘老师如果得知患高血压、糖尿病，他不会面临天崩地裂的恐惧，更不会丧失理智乱投医。然而，值得注意的是现在癌症已经正式被列入慢性非传染性疾病的系列，说明许多人认为得了不治之症，被死亡的阴魂吓破了胆。美国发现在尸检时许多人患有癌症，生前没有症状或没有被诊断，说明即使身体内有肿瘤，与瘤共存也不是天方夜谭。癌症是恶魔，但是与其吓死，不如抗争求活。最近20年，恶性肿瘤的诊治有跨越式进步，放射治疗设备的进步使恶性肿瘤的放射更加精确和有效；放射治疗的治愈率不断提高。肿瘤内科治疗也努力规避化疗对于全身的副作用；靶向治疗的效果不断创造出惊人的奇迹。外科手术仍是肿瘤治疗的首选方案，外科对器官的人文保护使许多患者减少残疾和心理伤害。多学科的综合治疗使治疗的方案更加合理、更加有效。作为肿瘤专科医生，我们可以说许多肿瘤已经能够治愈。虽然，对于刚刚发现肿瘤的患者，医生常常按家属的意愿用善意的“谎言”掩饰病情真相；但是并不等于医生失去治愈的信心；我们的经验不仅已经可以让许多患者得到长期的生存，而且我们已经注意到关注肿瘤患者的生活质量。保留乳房的乳腺癌手术、保留肛门的直肠癌手术都已经在临床广泛应用。微创治疗也大大减少患者的创伤而达到治疗的效果。北京的抗癌乐园有上万名会员都是癌症患者，他们不仅一起抗争癌症，而且他们还组织文艺活动、体育锻炼改善身体机能，调节心理状态，使越来越多的肿瘤患者赢得生存，也享受了生存的质量。抗癌是一场没有硝烟的战争，争取活下去，能够赢取第二次生命的人就是英雄。勇气创造奇迹，科学铸造明天。

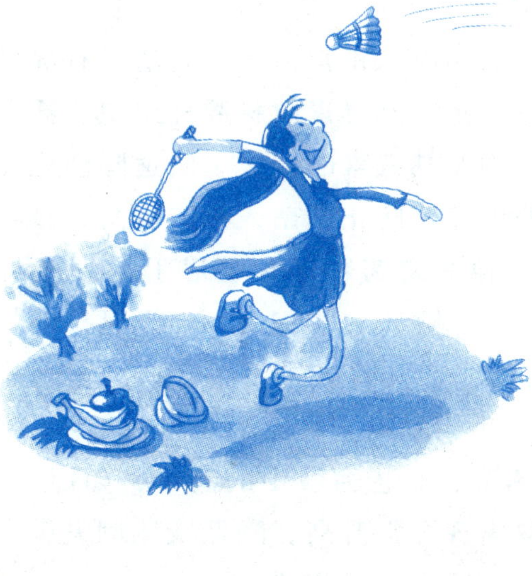

## 十二、名词解释

1. **备皮：** 手术前将手术部位按要求剃除体毛及清洁局部皮肤，以减少术后感染的机会。

2. **表皮生长因子受体（EGFR）：** 指正常上皮细胞/或来源于上皮组织的肿瘤细胞表面表达的一种蛋白质。它与血液中或肿瘤细胞自身分泌的一种叫做表皮生长因子的物质具有配对结构，能被表皮生长因子识别并和它结合，因此叫做表皮生长因子受体。

3. **冷冻检查：** 又称冷冻切片检查，即手术中将切下的组织经低温快速冷冻后行快速病理检查，是绝大多数疾病在手术中明确诊断的方法，大约30分钟即可出结果。

4. **肠道准备：** 检查或治疗前需要做肠道的清洁准备工作。

5. **肠屏障功能：** 是指肠道上皮具有分隔肠腔内物质，防止致病性物质侵入的功能。正常情况下肠道具有屏障作用，可有效地阻挡肠道内寄生菌及其毒素向肠腔外组织、器官移位，防止机体受内源性微生物及其毒素的侵害。肠道除消化吸收功能外，其功能完整的黏膜屏障可防止细菌入侵，也防止吸收毒素。

6. **常用抗心律失常药物：** 有奎尼丁、普鲁卡因胺、普罗帕酮（心律平）、维拉帕米（异搏定）、普尼拉明（心可定）、阿替洛尔（氨酰心安）、氧烯洛尔（心得平）等。

7. **触诊：** 医生用手指或触觉为患者进行体格检查的方法。

8. **电解质紊乱：** 是指血液中的离子，如钾、钠、碳酸氢盐、钙、镁、磷、氯出现异常升高、降低或比例失衡。出现电解质紊乱后患者会出现一系列不适症状。

9. **放射性浓聚：** 指病变部位摄取放射性药物高于正常组织。

10. **非实体肿瘤：** 经影像学检查及触诊无法看到或扪及到的

肿瘤，如白血病等。

11. **分子影像学：** 是近年来出现的交叉学科，它将分子生物学和影像医学有机结合，在分子及细胞水平研究疾病的发生、发展、转归。

12. **芬太尼族：** 包括芬太尼、阿芬太尼、苏芬太尼和瑞芬太尼等药物。

13. **辐射损伤：** 指由电离辐射所致的急性、迟发性或慢性的机体组织损害。

14. **富含维生素 $B_{12}$ 的食物：** 包括肉类食物，但植物性食品中基本不含维生素 $B_{12}$。

15. **富含维生素 $B_1$ 的食物：** 有豆类、坚果类、芹菜、瘦肉、动物内脏、小米、大白菜、发酵食品等。

16. **富含维生素 $B_2$ 的食物：** 有动物内脏、猪肉、小麦粉、大米、黄瓜、鳝鱼、鸡蛋、牛奶、豆类、油菜、菠菜、青蒜等。

17. **富含维生素 $B_6$ 的食物：** 有鸡肉、鱼肉、牛肉、燕麦、小麦麸、麦芽、豌豆、大豆、花生、胡桃等。

18. **富含维生素 C 的食物：** 主要是新鲜的蔬菜和水果，如西红柿、青菜、韭菜、菠菜、柿子椒、柑桔、橙子、柚子、红果、葡萄等。

19. **富含维生素 E 的食物：** 有各种油料种子及植物油，如麦胚油、玉米油、花生油、芝麻油、豆类、粗粮等。

20. **富含维生素 K 的食物：** 有牛肝、鱼肝油、蛋黄、乳酪、海藻、菠菜、甘蓝菜、莴苣、香菜、藕等。

21. **干性脱皮：** 是指皮肤的轻度放疗反应，表现为受到照射部位的皮肤出现鳞屑样的表皮脱落，脱落处皮肤干燥，没有渗出。

22. **高蛋白、易消化和易吸收的食物：** 主要包括巧克力、酸奶、蛋白粉、豆腐、鱼肉等食物。

23. **高危因素：**是指患某种疾病危险性高的因素，该因素与疾病的发生有一定的因果关系，当消除该因素时，疾病的发生机率也随之下降。

24. **根治性放射治疗：**能达到治愈肿瘤的目的，患者接受放射治疗后有希望获得长期生存的结果。

25. **功能影像学：**可以评估脏器某些功能的影像学检查手段，如PET-CT等。

26. **骨髓抑制：**是指骨髓中的血细胞前体的活性下降，导致外周血细胞数量减少，是化疗药物的常见毒副反应。实验室检查表现为白细胞减少、血红蛋白降低、血小板减少。

27. **过敏反应：**是指已免疫的机体在再次接受相同物质的刺激时所发生的反应。反应的特点是发作迅速、反应强烈、消退较快。表现为胸闷、心悸、呼吸困难、瘙痒、皮疹等。

28. **含钾食物：**含钾丰富的水果有草莓、柑橘、葡萄、柚子、西瓜、香蕉、番茄、硬柿、龙眼、香瓜、枣子、橙子、芒果等。含钾比较丰富的蔬菜有菠菜、山药、毛豆、苋菜、大葱等。

29. **含维生素A的食物：**有动物肝脏、奶、胡萝卜、西红柿、柿子、鸡蛋等。

30. **含纤维素食物：**蔬菜类食物富含纤维素，如笋、辣椒、蕨菜、菜花、菠菜、南瓜、白菜、油菜等。

31. **含锌食物：**食物中含锌较多的有牡蛎、胰脏、肝脏、血、瘦肉、蛋、粗粮、核桃、花生、西瓜子等。

32. **荷瘤小鼠：**就是被移植了肿瘤的小鼠，即肿瘤小鼠模型。

33. **后装放疗：**主要用于针对宫颈癌、子宫内膜癌的放疗。先将布放射源的容器放入阴道、子宫或肿瘤内，再将放射源通过管子送入容器内而达到宫颈、子宫等部位进行的放射治疗。

34. **缓释制剂：**指口服后能够按照要求缓慢地非恒速释放药

物，与相应的普通制剂比较，给药频率至少减少一半或有所减少，且能显著增加患者的顺应性或疗效的制剂。

35. **活检：**活体组织检查简称“活检”，是指应诊断、治疗的需要，从患者体内切取、钳取或穿刺等取出病变组织，进行病理学检查的技术。

36. **基础代谢：**指人在安静状态下的代谢状态。

37. **假阳性：**指由于多种原因造成将阴性结果误判为阳性，而假阴性则是指将真正的阳性结果误判为阴性。临床上应用的任何技术都很难做到100%正确，故偶尔会有假阳性或假阴性的结果。

38. **假阴性：**某项检查的结果实际上应该是阳性的，但由于操作、仪器、个人身体特性等原因导致结果呈阴性。

39. **禁忌证：**指不适宜于采用某种诊断或治疗措施的疾病或状况。

40. **巨噬细胞集落刺激因子：**是一种促进人体造血细胞增殖和分化的细胞因子，具有刺激粒细胞、单核巨噬细胞成熟，促进成熟细胞向外周血释放，并能促进巨噬细胞及嗜酸性细胞的多种功能。临床主要用于预防和治疗肿瘤放疗或化疗后引起的白细胞减少症、预防白细胞减少可能潜在的感染并发症，以及促进因感染引起的中性粒细胞减少的加快恢复。

41. **开放性手术：**即传统的开刀手术，用刀从身体表面逐层切开，显露要手术的部位，通常伤口较大，创伤也较大，瘢痕大。开放性手术是相对于腔镜手术来讲，腔镜手术伤口相对要小很多，愈合也较快，损伤小。

42. **抗血小板聚集：**是指有抗血栓形成的作用。

43. **空腔脏器：**是指管腔状的器官，脏器内部含有大量空间，如胃、肠、膀胱、胆囊等。

44. **控释制剂：**是通过定时、定量、匀速地向外释放药物的一种剂型，它能使药物在血液中的浓度恒定，没有波动现象，从而更好地发挥疗效。

**45. 淋巴结清扫术：** 指切除某种恶性肿瘤易于发生转移或已经发生转移的某部位淋巴组织及周围的脂肪、神经、血管等组织的手术。

**46. 咯血：** 是指喉部、气管、支气管及肺实质出血，血液经咳嗽由口腔咯出的一种症状。

**47. 弥散性血管内凝血（DIC）：** 是指在某些致病因子作用下凝血因子和血小板被激活，大量可溶性促凝物质入血，从而引起一个以**凝血功能**失常为主要特征的病理过程（或病理综合征）。在微循环中形成大量微血栓，同时大量消耗凝血因子和血小板，继发性纤维蛋白溶解（纤溶）过程加强，导致出血、休克、器官功能障碍和贫血等临床表现的出现。

**48. 免疫组化：** 是应用免疫学基本原理——抗原抗体反应，即抗原与抗体特异性结合的原理，通过化学反应使标记抗体的显色剂（荧光素、酶、金属离子、同位素）显色来确定组织细胞内抗原（多肽和蛋白质），对其进行定位、定性及定量的研究，称为免疫组织化学技术。

**49. 脑水肿：** 指由于某种致病因素导致的脑内水分增加、脑容积增大的病理现象。

**50. 凝血功能：** 人的血液有自动凝固的功能，如正常情况下人受到外伤导致出血时，血液会自动凝固而止血。而某些血液病患者，血液中的促进血液凝固的因子发生异常，可出现出血不能自止的情况。

**51. 腔镜检查：** 利用人体天然形成的通道或通过微小切口将特殊的腔镜器械导入人体内进行的检查，如膀胱镜检查、宫腔镜检查、腹腔镜检查等。

**52. 乳糜漏：** 颈清扫术后颈部负压引流量增多，颜色表现为乳白色液体。主要是颈段胸导管或右淋巴管破裂所致，以左侧多见。

**53. 乳糜微粒：**脂类食物消化时形成外观混浊的一种白色或淡黄色混浊液，经肠道的乳糜管吸收，再由淋巴系统运送，经胸导管注入血循环。

**54. 弱阿片类药物：**抗镇痛作用弱的阿片类药物，以可待因为代表。

**55. 筛查：**是指通过询问、查体、实验室检查和影像学检查等方法对“健康人”针对某种或某些疾病有目的进行的检查，是早期发现癌症和癌前病变的重要途径。

**56. 神经毒性：**通常是指药物的副作用。是指药物或治疗（如放射治疗）除了正常的治病作用外，对人体神经系统所带来的损伤。

**57. 肾毒性：**临床表现轻重不一，轻度时可为蛋白尿和管型尿，继而可发生氮质血症、肾功能减退，严重时可出现急性肾衰和尿毒症等。肾毒性可为一过性，也可为永久性损伤。可导致肾毒性的常见药物有某些抗菌药、抗肿瘤药、解热镇痛抗炎药、麻醉药、碘化物造影剂、碳酸锂等。

**58. 生化全套：**是指用生物或化学的方法来对人进行身体检查，生化全套检查内容包括：肝功能（总蛋白、白蛋白、球蛋白、胆红素、转氨酶）；血脂（总胆固醇、甘油三酯、高和低密度脂蛋白）；空腹血糖；肾功能（肌酐、尿素氮）；尿酸；乳酸脱氢酶；肌酸激酶等。

**59. 生命体征：**是用来判断患者的病情轻重和危急程度的指征，主要包括有体温、脉搏、呼吸和血压，是维持生命基本征候，是机体内在活动的客观反应，是衡量机体状况的重要指标。

**60. 生殖因素：**指月经初潮年龄、第一胎的生育年龄、未生育、产后未哺乳、月经周期短、绝经后雌激素水平高等。

**61. 适应证：**指某一种药物或诊断治疗方法所能诊断治疗的

疾病范围或疾病状态。

62. **随访**：指医生在对患者进行诊断或治疗后，对患者疾病发展状况、治疗后恢复情况等继续进行追踪观察所做的工作。

63. **听诊**：是医生用耳或听诊器来探听人体内自行发出的声音来判断是否正常的一种诊断方法。

64. **痛阈**：是指引起疼痛的最低刺激量。痛阈的高低因人而异，且受多种因素影响，比如年龄、性别、性格、心理状态以及致痛刺激的性质等。

65. **透皮给药**：是指将药物涂抹或敷贴于皮肤表面，并通过皮肤吸收药物的一种给药方法。

66. **望诊**：医生运用视觉，对人体以及排出物进行有目的地观察，以了解健康或疾病状态。

67. **围手术期**：是指从患者决定接受手术治疗开始，直至手术后基本康复的全过程，时间在术前5~7天至术后7~12天。

68. **胃肠道反应**：本书中胃肠道反应多是指化疗药物常见副作用之一，主要表现为食欲减退、恶心、呕吐、腹胀、腹泻等。

69. **误吸**：误吸字面上讲就是错误的吸入呼吸道。吸入物可以是液体、食物、异物等，如果手术，吸入物则是胃内容物，如胃液、食物等可因呕吐而被吸入呼吸道，造成呼吸道阻塞、吸入性肺炎，甚至窒息等严重后果。

70. **纤溶酶原激活物**：是由血管内皮细胞合成、分泌、不断释放入血液一种单链糖蛋白，是凝血系统重要的监测指标。人体血液中组织纤溶酶原激活物正常值为0.3~0.5U/ml（发色底物法）。其临床意义为：降低：提示纤溶活性降低。见于血栓前状态和血栓性疾病，如动脉血栓形成、深部静脉血栓形成、缺血性脑卒中等。升高：提示纤溶活性亢进，见于原发性和继发性纤溶亢进，如弥散性血管内凝血、急性早幼粒细胞白血病、肝病、冠心病、高脂血症、应激反应等。

**71. 纤维鼻咽喉镜：**是一种光学检查仪器，由产生光源的部件和可以进入鼻咽部和喉部的长管状镜身构成。镜身直径较细，通常为4~5毫米，可以通过鼻腔进入鼻咽部和喉部，直接观察这些部位是否正常。

**72. 纤维蛋白溶解系统：**血液凝固过程中形成的纤维蛋白被分解液化的过程称纤维蛋白溶解。纤维蛋白溶解的激活物（纤溶酶原和纤维蛋白溶解酶即纤溶酶）和抑制物以及纤溶的一系列酶促反应，总称为纤溶系统。

**73. 血管内皮生长因子（VEGF）：**是指一种能够刺激血管内皮细胞生长、形成新生血管的蛋白质。

**74. 血生化检查：**检测除血细胞外存在于血液中的各种离子、糖类、脂类、蛋白质以及各种酶、激素和机体的多种代谢产物的含量的检查。

**75. 严重血液学毒性：**是指药物对血液系统的毒性作用达到Ⅳ级（出现血红蛋白<6.5g/dl、白细胞<$1.0\times10^9$/L、中性粒细胞<$0.5\times10^9$/L、血小板<$25.0\times10^9$/L等改变）。

**76. 眼睛的光反射：**通常是指眼睛的瞳孔对光线刺激的一种反应。表现为光线强时，瞳孔缩小；光线暗时，瞳孔放大。

**77. 药代动力学：**是定量研究药物在生物体内吸收、分布、代谢和排泄规律，并运用数学原理和方法阐述血药浓度随时间变化的规律的一门学科。

**78. 要素饮食：**一种化学精制食物，含有全部人体所需的易于消化吸收的营养成分，包含游离氨基酸、单糖、主要脂肪酸、维生素、无机盐类和微量元素。主要特点：无需经过消化过程即可直接被肠道吸收和利用，为人体提供热能及营养。

**79. 一过性失眠：**又称临时性失眠，是一种持续一段时间后可自行缓解的睡眠障碍。它不同于“失眠症”，多半是由心理上或精神上的原因引起，一旦消除了引起失眠的原因，就可以恢复至平日的睡眠状态。

80. **乙肝两对半：**是检查乙肝病毒感染的血清标志物。常用的乙型肝炎病毒免疫学标志物包括表面抗原、表面抗体、e抗原和e抗体、乙肝核心抗体五项，因前四项为两对抗原和抗体，加上乙肝核心抗体，故称为两对半，又称为乙肝五项。其检查意义在于：检查是否感染乙肝及感染的具体情况。

81. **溢乳：**在本书中特指乳头分泌出乳液。

82. **应激状态：**指人体在受到刺激之后作出的反应，以便适应这个刺激变化的环境。这时候的状态称应激状态。

83. **优质动物蛋白质：**动物性食物中含有优质蛋白质、铁、锌、维生素 $B_2$等，但缺乏维生素C，钙的含量也少。

84. **预后：**指预测疾病的可能病程和结局，只是医生们依据某种疾病的一般规律推断的一种可能性，这种可能性通常是指患者群体而不是个人。

85. **照射野：**在患者接受放疗前，医生会通过CT扫描进行病灶部位定位，通过电子计算机计算、规划后会在患者身体表面划定一个将要进行放射治疗的照射范围，这个被划定的区域就叫照射野。

86. **脂肪血：**大量脂肪进入血液形成乳糜微粒，使血液呈浑浊状，严重时血液似米汤样。又称为乳糜血。

87. **职业危险暴露：**指由于职业关系而暴露在某种危险因素中，从而有可能损害健康或危及生命的一种情况。

88. **中度有氧活动：**在运动过程中，人体吸入的氧气大体与需要的氧气相等，也称等张运动，如步行、慢跑、游泳、骑自行车、跳绳、上下楼梯、健身舞等。

89. **种植：**体腔内器官的恶性肿瘤侵及器官表面时，瘤细胞可以脱落，像播种一样种植在体腔内其他部位而形成的转移性肿瘤病灶。